健康中国：
新时代我国大健康产业发展研究

钱　立◎著

吉林科学技术出版社

图书在版编目（CIP）数据

健康中国：新时代我国大健康产业发展研究 / 钱立
著 . -- 长春：吉林科学技术出版社，2019.6
　ISBN 978-7-5578-5656-4

　Ⅰ.①健… Ⅱ.①钱… Ⅲ.①医疗保健事业—产业发
展—研究—中国 Ⅳ.① R199.2

中国版本图书馆 CIP 数据核字（2019）第 119045 号

JIANKANG ZHONGGUO：XINSHIDAI WOGUO DAJIANKANG CHANYE FAZHAN YANJIU

健康中国：新时代我国大健康产业发展研究

　　　著　　钱　立
出 版 人　李　梁
责任编辑　李思言
封面设计　马静静
制　　版　北京亚吉飞数码科技有限公司
开　　本　710mm×1000mm1/16
字　　数　214 千字
印　　张　16.5
印　　数　1—5 000 册
版　　次　2020 年 3 月第 1 版
印　　次　2020 年 3 月第 1 次印刷

出　　版　吉林科学技术出版社
发　　行　吉林科学技术出版社
地　　址　长春市人民大街 4646 号
邮　　编　130021
发行部传真 / 电话　0431-85635176　85651759　85635177
　　　　　　　　　　　　85651628　85652585
储运部电话　0431-86059116
编辑部电话　0431-85635186
网　　址　www.jlsycbs.net
印　　刷　北京亚吉飞数码科技有限公司

书　　号　ISBN 978-7-5578-5656-4
定　　价　70.00 元

前　言

　　21 世纪是人类追求健康的世纪，是人人享有保健的新时代；21 世纪，由发展经济到关心自己的健康；21 世纪人们最需要的是健康。追求健康是人类社会发展延续最重要的目标，也是人类社会谋求更高生活品质的强大动力。健康是人生最宝贵的财富，没有健康的身心一切无从谈起。

　　随着经济发展和人们生活水平的迅速提高，人们在尽情享受现代文明成果的同时，文明病，即生活方式病正日益流行，处于亚健康状态的人群越来越多。生活条件提高了，可食品安全和环境卫生问题却层出不穷，生活质量反而不断下降了。如今人们一些慢性病问题突出，不重视亚健康状况，这已经严重影响人们的身体健康，耗费大量的社会医疗资源和医疗费用，不少人也因病致贫。当前我国居民亚健康状况急需改正，其保健意识、保健行为有待加强，需要进一步宣传科学的健身知识，崇尚文明，保健食品企业主体行为需进一步规范，鉴于医药保健品行业市场现状，消费者急需科学的理论知识作正确的消费引导，同时我国社会保健服务机构与人才极其缺乏，面对"入世"竞争，健康饮食、健康医疗、健康预警、健康休闲等越来越受到全世界人们的关注，健康观念也由单纯追求疾病治疗向疾病预警、从治疾病向治未病转变。

　　在这一时代背景下，一种新的全局的理念——大健康理念被提出。它围绕着人的衣食住行以及人的生老病死，关注各类影响健康的危险因素和误区，提倡自我健康管理，是在对生命全过程全面呵护的理念指导下提出来的。它追求的不仅是个体身体健康，还包含精神、心理、生理、社会、环境、道德等方面的完全健康。提倡的不仅有科学的健康生活，更有正确的健康消费等。它的范畴涉及各类与健康相关的信息、产品和服务，也涉及各类组织为了满足社会的健康需求所采取的行动。国家中医药管理局明确提出"治未病"的医疗指导原则，进而促生了我国大健康产业的快速成熟。在此背景下，涵盖医疗服务、康养产业、休闲体育、养生旅游等领域的健康产业逐渐成为 21 世纪引导全球经济发展和社会进步的重要产业。

本书共七章内容，第一章为健康与健康中国，分析了健康及健康产业的概念、中国大健康产业发展概况、中国大健康产业发展规划与目标等方面；第二章为我国国民健康现状分析，从国民健康需求的三大矛盾和国民健康的主要威胁因素方面展开；第三章为健康管理研究，具体阐述了对健康管理的理论基础与创新、健康管理的现状与实践、健康管理服务和营销；第四章为互联网医疗发展，主要内容包括"互联网+"时代的医疗健康战略、医疗大数据的发展、传统零售药店的转型、"互联网+"保险的模式创新、健康医疗云平台建设；第五章为康养产业的发展，介绍了康养概念体系及产业组织分类、康养产业发展现状以及康养产业面临的问题与解决策略；第六章为现代休闲体育的发展，介绍了现代休闲体育的特点与分类、现代休闲体育的现状以及休闲体育产业发展布局和对策；第七章为养生旅游的发展，对养生旅游的作用和主要类型、养生旅游产业的动力机制和发展模式以及养生旅游发展的实践进行了分析。

总的来看，本书内容突出体现了以下特色：

第一，理念引导。"大健康"首先是"全面健康"的理念，而大健康产业无疑是 21 世纪最具有广阔发展前景的大产业。本书从理念和基础理论上，让更多人认识大健康，追求大健康，让更多企业投身大健康，为人们的健康提供解决方案。在大健康产业领域，国外有些企业已经先行，我们要跟上去，形成大健康的全产业链，聚集竞争力。

第二，内容全面。本书对当前健康和健康中国的相关内容进行了阐述，并分析了我国国民健康现状，对互联网医疗发展、康养产业的发展、现代休闲体育的发展、养生旅游的发展的相关内容进行了分析,涉及领域比较全面。

　　本书的撰写和出版得到了重庆第二师范学院"青年教师成长计划"项目的资助;在本书的撰写过程中,经济与工商管理学院的同事在资料收集上给予了大量帮助;同时,作者也参阅、引用了很多相关文献资料,在此一并表示衷心的感谢。由于作者水平和时间有限,书中疏漏和不足之处在所难免,恳请同行专家以及广大读者批评指正,以便日后本书不断完善。

作　者

2019 年 4 月

目 录

第一章　健康与健康中国

　　健康长寿不仅是人类发展的核心目标,而且是我国人民的共同愿望。健康中国就是人民健康长寿的中国,也是国民健康素质和健康服务水平达到世界先进水平的中国。健康中国从健康生活、健康质量和健康能力三个维度,为个人和家庭、健康相关机构和政府部门等提供一个行为导向和政策依据,合力建设人民健康长寿、经济社会相互支撑的健康中国。

第一节　健康及健康产业的概念

　　1996 年 WHO 在其发布的《迎接 21 世纪挑战》报告中明确提出:"21 世纪的医学不应该继续以疾病为主要研究领域,而应当以人类的健康作为医学的主要研究方向。"2000 年,法国总统密特朗邀请 75 位诺贝尔奖得主,以"21 世纪的挑战和希望"为主题汇聚巴黎,会后发布了《巴黎宣言》:"好的医生应该是使人不生病,而不是仅仅治病的医生。""医学不仅是关于疾病的科学,更应该是关于健康的科学。"

一、健康的概念及影响因素

（一）健康的概念

由于所处时代、环境和条件的不同,人们对健康的认识也不尽相同。受传统观念和世俗文化的影响，长期以来传统的健康观，认为"无病即健康"，把有无疾病视为健康的判断标准，把健康单纯地理解为"无病、无残、无伤"。这种机械地把健康和疾病看成单因果关系无疑是不全面、不确切的。

随着人类文明的进步，人们对健康与疾病的认识逐步深化，整体的、现代的健康观也在逐渐形成。在1948年生效的《世界卫生组织宪章》里给出了"健康"较为经典的完整定义："健康不仅是没有疾病和衰弱，而是指保持体格方面、精神方面和社会方面的完美状态。"这也成为现代关于健康的较为完整的科学概念。

依据WHO对于健康的定义，可以认为健康的概念应包括三层含义：一是身体健康，即生理状态良好，人体各器官、系统的功能正常，没有疾病和躯体残缺，精力充沛；二是心理健康，主要包括良好的个性、良好的处事能力以及良好的人际关系；三是社会健康，即对周围环境、社会生活各方面都能很好地适应，自己的思想、情感和行为能与社会环境的要求保持一致，能适应社会生活的各种变化。这三层含义中，身体完善为健康基础层面，心理适应为健康关键层面，而社会健康和道德高尚则是健康的高级层面。

基于健康的内涵，WHO提出了10条健康标准：①有充沛的精力，能从容不迫地担负日常生活和繁重工作，而且不感到过分紧张与疲劳；②处事乐观，态度积极，乐于承担责任，事无大小，不挑剔；③善于休息，睡眠好；④应变能力强，能适应外界环境的各种变化；⑤能够抵抗一般性感冒和传染病；⑥体重适当，身体匀称，站立时，头、肩、臂位置协调；⑦眼睛明亮，反应敏捷，眼睑不易发炎；⑧牙齿清洁，无龋齿，不疼痛；牙龈颜色正常，无出血现象；⑨头发有光泽，无头屑；⑩肌肉丰满，皮肤有弹性。

从健康的定义可以看出，健康是由相互依赖的多维度构成。随着对健康研究的深入，健康测量维度已从WHO最早所提出的三个发展为现在的七个。

（1）躯体维度是指能够维持健康的生活质量，保证在躯体无疲劳和无压力情况下完成日常活动的能力。躯体健康反映身体的整个状态,行为方式对躯体健康非常重要,保持健康生活习惯(定期检查身体、平衡饮食、积极锻炼等)、摒弃不良生活习惯(抽烟、饮酒等)有助于保持理想的躯体健康。

(2)智力维度是指学习技能和知识提高健康生活的认知能力。智力健康反映创造性和决策的洞察力。对新知识的渴望、提高技能、追求挑战、终身学习,有助于提高智力健康。

(3)情绪维度是指接受和应对自身和其他人情绪的能力。情绪几乎时刻影响着健康的全部方面。无助感、抑郁、焦虑,甚至自杀倾向等不良情绪会严重影响健康。积极认识并与他人分享恐惧、悲伤、压力、喜悦、爱、期望等情绪,有助于保持情绪健康。

(4)社会维度是指与他人建立并维持令人满意的社会关系的能力。被社会认可与情绪健康有关。具有良好的沟通技巧、尊重自己和他人,建立并保持与家人、朋友和同事的良好关系有助于社会健康。

(5)精神维度是指实现生活平静、和谐的能力,也可翻译为心灵维度。精神健康涉及价值观和信仰,诠释了生活的目的和意义。不同个体对精神健康的理解不同,精神健康通常指个体价值观和行为的统一,保持自身和与他人的一种和谐状态,平衡自身内在需要。精神维度与我国学者提出的"四信"(信仰、信念、信心、信任)"思想境界"类似。

(6)职业维度是指在工作中实现个体价值,并保持生活平衡的能力。职业健康反映了个体工作和休闲时间的平衡、处理工作压力、与同事关系的状态。期望在所从事职业中做出贡献,推动所在组织、社会发展有助于职业健康。

(7)环境维度是指认识到保护空气、水、土壤等环境是人类责任的能力。保护家园、社区、地球环境,实现人与环境的和谐发展,降低环境对健康负面影响是环境健康的核心。

(二)健康的影响因素

人类健康受多种因素的影响。随着社会经济、科学文化的发展,人们对影响健康因素的认识不断发展和深化,健康影响因素的分类方法亦不完全相同。一般来讲,可以将影响健康的因素分为生物学因素、环境因素、行为和生活方式因素,以及医疗卫生服务因素等四类。严格意义上来讲,行为与生活方式因素与医疗卫生服务因素也应该从属于环境因素里的社会环境因素,但由于这两部分对于人的健康状况影响极为重要,因此,在健康教育与促进领域,多将后两种因素提升到与前两种并列的高度,甚至成为干预与改善健康的关键环节。

1. 生物学因素

生物学因素是指人类在长期生物进化过程中所形成的遗传、成熟、老化及机体内部的复合因素。这类因素,既包括如病原微生物等致病性因素相关的物质,又包括一系列与个体的遗传基因、胎儿期的生长发育状况等相关因素,如基因特点、生长发育、衰老,以及个人生物学特征(包括性别、年龄、形态和健康状况等)。

生物遗传因素直接影响人类健康,它对人类诸多疾病的发生、发展及分布具有决定性影响。20世纪初,人们称引起传染病和感染性疾病的病原微生物为生物性致病因素。随着对疾病认识的不断加深,目前已知,除了明确的遗传病外,许多疾病如高血压、糖尿病等的发生,亦包含有一定的遗传因素。但遗传性对这些疾病来说是促发因素而不是限定因素。发育畸形、寿命短也不排斥有遗传方面的原因,同属生物性致病因素范围。

2. 环境因素

环境因素是指以人为主体的外部世界,或者说是指围绕着人类空间及其直接或间接影响人类生活的客观事物的总和。环境因素包括自然环境和社会环境。

自然环境又称物质环境,是人类赖以生存的物质基础,包括阳光、空气、水、气候、地理及其他生物等。在自然环境中,影响人类健康的因素主要有生物因素、物理因素和化学因素。保持自然环境与人类的和谐对健康十分重要,污染的环境必然对人体健康造成危害,其危害机制比较复杂,一般具有浓度低、效应慢、周期长、范围大、人数多、后果重以及多因素协同作用等特点。

社会环境又称文化—社会环境(非物质环境),是指人类在生产、生活和社会交往活动中相互间形成的生产关系、阶级关系和社会关系等。既包括社会制度、法律、经济、文化、教育、人口、民族、职业等,也包括工作环境、家庭环境、人际关系等。疾病的发生和转归直接或间接地受社会因素的影响和制约。此外,环境因素还会影响到人们生活方式的选择。

环境因素中的以下因素对健康起着决定性作用:①收入和社会地位;②社会支持网络;③教育文化;④就业和工作环境;⑤社会与自然环境。而且健康与社会发展的双向作用已被不同国家和地区的实践所证实。

3. 行为与生活方式因素

行为是指人类在其主观因素影响下产生的外部活动,而生活方式则是指人们在长期的习俗、规范和家庭影响下所形成的一系列生活意识及习惯。合理、卫生的行为和生活方式将促进、维护人类的健康,而不良的行为和生活方式将严重威胁人类的健康。例如,不合理的饮食、吸烟、酗酒、久坐而不锻炼、性乱、吸毒、药物依赖、驾车与乘飞机不系安全带等因素,会给个人、群体乃至社会健康带来直接或间接的危害。

行为与生活方式因素对健康的影响具有潜袭性、累积性和广泛性的特点。大量流行病学的研究已表明,大多数慢性非传染性疾病(以下简称"慢性病")与人类的行为与生活方式关系极为密切,通过改善行为方式可以有效控制这些疾病的发生及发展。此外,感染性疾病、意外伤害和职业危害的预防控制也与行为和生活方式密切相关。

4. 卫生服务因素

卫生服务因素是指和促进与维护人类健康相关的医疗卫生和保健机构及卫生(健康)专业人员,为了防治疾病、增进健康,运用卫生资源和各种手段，有计划、有目的地向个人、群体和社会提供必要的各种医疗、卫生服务的活动过程。它既包括资源的动员，即各种医疗卫生与保健机构的配置与设置，也包括各种服务的提供，即医疗机构所提供的诊断诊疗服务和卫生保健机构提供的各种预防保健服务。一个国家医疗与卫生资源的拥有、分布及利用将对其居民的健康状况起到重要作用。"以人为本、以健康为中心"的连续性、整合型医疗卫生服务体系的建立，完善、便利、可及的服务网络，一定的卫生经济投入以及公平、合理的卫生资源配置，均会对居民健康有较强的促进作用。反之，如果卫生服务和社会医疗保障体系存在缺陷，居民必然不能有效地利用与获得所需的医疗与卫生保健服务，也就不可能有效地防治疾病，促进健康。

（三）健康的概念中存在的问题

当前，人们普遍认可的对健康的定义即 WHO 对"健康"的定义——"健康是整个躯体、精神和社会的完满和谐状态，而不仅仅是没有疾病或身体虚弱"。然而，这一定义中对健康的描述性概念存在一定的缺陷，它仅仅表达了健康的表层意思，而没有深究表层健康之下的更深层次的健康状态，即表层健康是依靠何种内在力量维持的。

《易经》开篇曰："天行健，君子以自强不息。"意思就是天在强有力地运转不停，君子也应自强而不停息，如此，才可以适应天地而生存。可见，生命自己拥有自强不息的生机和活力，这就是维持生命保持各种动态平衡的前提，也可以说是自我健康的协调机制和强大动力所在，中华传统文化对健康还有类似的表述："身强为健，心怡乃康"，即指身体强壮和心情愉悦和谐的状态。在古英语中，健康（health）也有强壮、结实和完整之意。《简明不列颠百科全书》1987 年中文版的健康定义是："健康，是使个体能长时期地适应环境的身体、情绪、精神及社交方面的能力。"总之，这种高度自组织的机制和自强不息的活力才是健康之本源与内涵。

所以,健康不仅是指一种完满和谐的平衡状态,更是指机体自身所拥有的一系列自组织调节平衡的机制和自强不息的应激适应能力。遗憾的是,现代人类没有去深究健康的最本质内涵,而是停留在表浅的状态认知上,以致现代医学(包括现代中医)只局限于发展疾病医学和医疗体系,因此出现了很多问题——诸如医疗危机、健康危机、医患矛盾和医改难题,以及中西医百年之争等问题,这些也正是我们在本书中试图解决的问题。

健康也不能仅强调与生存方式(自然环境和社会环境)、生活方式(四大基石)和生殖遗传因素等有关,这些的确不能忽视,它们对健康均有不同程度的影响,但都是外因和先天因素。而健康的决定因素在内因,即自组织调节平衡机制是否健全、自强不息的活力和应对能力是否具备。值得警醒的是:医疗方式除了保障健康的安全外,它对内在健康机制的破坏和健康能力的耗损也是最直接、最快捷的人为因素,务必引起重视,切勿过当。

所以,我们认为:对健康的认知和研究不能只关注所谓的和谐平衡状态和影响健康的外在因素上,必须深入研究和分析清楚健康自身的本质和内在机能及发展规律,找到能协调健康机制、恢复健康能力和提升健康水平的最佳方式和方法,当然,同时也要注重各种内外影响因素等,从而形成一套完善的"健康学",这样才能从根本上解决人类的健康问题。为此,在本书中我们系统地提出了健康学科体系建设的构想,借此为健康政策体系的创建提供学理依据,也为健康产业体系的规划提供理论指导和技术应用支持。

1. 健康问题不仅仅是疾病问题

健康既指身心平衡状态,又指自我拥有的各种生机活力。如果这种动态平衡被打破或暂时不能适应,即不平衡、不和或不通时,机体就表现出来一些症象或不适的感觉,这些症象或不适的感觉每个人随时都可能会出现,这也就是所谓的疾病或病症。同样,如果这种生机和活力没有了,内在机制紊乱或自身健康能力出现问题,也就是身体内环境破坏了,内在机制不健全,那么机体就无法保持自我的动态平衡,身体就生病或老化。

可见,疾病的发生或出现其实只是健康出问题的表现,生命就是疾病和健康交响共演的整个进程。而生病则是生命演进过程中难以避免的事情,它只是个暂时现象或表象而已,有时还可能是一种健康问题的报警或提醒。然而,现代医学基本是把健康问题说成表象化的"疾病",再被疾病引导着去寻找对付疾病的医疗方式和方法。如此一来,健康问题疾病化,医学思想医疗化,本应是健康治理却演变成了疾病治疗,其处理方式虽然表面直接而简单化了,但健康问题却更深重而复杂了,其他问题也接踵而至。

世界上大多数国家的"医改"也正是被疾病引导着,整个政策的指导思想都围绕着疾病,这也是医改之所以成为世界性难题的关键。总是站在医疗体制内考虑改革,是不可能取得成功的。医学不能仅仅是防病治病之学,不能老被疾病问题牵着鼻子走。医改也不能仅仅是医疗改革,应该是整个大医学系统的改革——大医改。必须跳出医疗体制和"疾病治疗思维",着眼医学目标和"健康治理思维"。因为,健康是最根本的目标,所以,应把重心放在健康的探究和治理上,要标本兼治,而治疗疾病和治理健康就是治标和治本的最好诠释。

医学最应该做的是适时地帮助调理或重新调动自身的健康机制和能力,即应更多地采用医养方式去建设增进健康,并等待机体自我去适应或恢复平衡,而不是贸然采取医疗方式去武力镇压或抗击疾病。也就是说,在应对疾病和恢复健康时,我们应该更多地依靠和调动培养自身的健康机制和能力去平和疾病或痊愈疾病,这样才会给生命以和谐演进之环境。总而言之,我们需要做的是:平和善待疾病,建设强大健康,和谐成就生命。

2.健康供给与健康需求不对等

健康是每个人的需求,健康地成长、学习、工作、享受,这是每个人一生最美好的愿望。在联合国大厅里用 6 种文字写着"追求最高的健康水准是每个人的基本权利"这句话,足见健康在人的生命中和社会中的意义。健康的多层次需求源于它的如下多重属性:健康既是生命和长寿的基础,也是重要的社会发展基础;健康既是人们最基本的生理需求,也是最高的精神追求;健康既是身心和谐平衡状态,更是自我健康的机制和能力;健康既易得到(与生俱来),又易失去(有时还不可再生):健康既是权益(人权、福利),又是责任(对家人、组织、社会);健康既是公共产品(医疗、卫生),也是私人产品(保健、养生);健康既是福利性事业(基本保障),还是商务性产业(高级需求)……

随着全面建成小康社会的步伐加快,人们正在由最低层次的健康需求向更高层次的健康需求上升,且呈现多元化的趋势,既有"求医问药、防病治病、救死扶伤"的基本医疗卫生需求;又有"减少病痛、保健养生、亚健康恢复、慢性病康复、增进健康、延缓衰老"的中高级医养强生需求;还有"少生病、晚生病、不得大病、不生病、减肥美容、延年益寿"更高层次的健康美丽长寿需求。

但遗憾的是,由于健康问题被转换成了疾病问题,以致健康供给与健康需求被转换成了医疗供给与医疗需求,也致使全球的学界、政界和商界几乎都把医疗卫生手段作为满足人们健康需求的唯一,即把医疗卫生体系充当整个健康保障体系来发展和应用。时至今日,依然有相当多的人简单地认为:一个国家和地区的医疗卫生体系、技术能力和保障水平决定着人们的健康水平;以为经济发展了、医疗机构扩大了、医疗设施改善了,就可以满足人们的健康需求,人们的健康状况就能自然改善了。但事实并非如此,尽管世界各国都在积极地"医改"并寻找多样化的医疗方式,但还是无济于事。

问题出在健康供给侧的结构上,只用医疗卫生方式的生产供给来满足日益多元化的健康消费需求是不合理的,医疗卫生方式只能是治病救命,无法代替增进和保障健康的全部。长期以来,健康供给侧完全由医疗卫生体系垄断是有致命缺陷的,这也不是医疗供给不足或多样性不够的问题，而是重大结构性要素的缺失。我们应该用健康供给来保障健康需求，医疗供给只是健康供给的一小部分，应由政府公共财政负担、免费供给，其他非医疗供给可以用市场化运行，并应大力发展和丰富完善起来。我们认为：未来的医学发展模式也应从最基本的"救死扶伤、防病治病"医疗卫生供给上升为"维护健康、增进健康"的医养强生供给。

二、大健康产业体系概述

（一）大健康产业的定义

大健康时代的健康有着更全面和更深刻的内涵。一个人的健康、疾病和衰老皆为生命的不同状态，健康是一个动态的过程，受遗传基因、自身体质、生理功能、性格情绪、思想心态以及内外环境、生活条件、生活方式、生活态度、生活观念等多种因素共同影响。大健康理念的根本点在于通过"自我保健、自我预防、自我痊愈、自我强健"，实现"自主管理、自主实践"。同时，要有专业的"健康检测、健康调养、健康建设、健康促进"等手段，当然，还应有"疾病诊断、疾病预防、疾病治疗和疾病康复"等措施。它涉及人的衣食住行、生老病死，是对生命实施全程、全面、全要素呵护的过程，解决生存发展的个体、社会、自然生态的生命健康需要。

大健康产业的外延是指以健康建设为中心，在大健康的旗帜下，除了用于疾病防治的医疗卫生和健康调养的医养强生等消费外，更多的还有满足人们日常生活衣、食、住、行、用，即以生命健康为核心的多元化和多层次的物质消费需求，这也就对农业、环保、食品、餐饮、纺织、轻工、家居、地产、通信、传媒、旅游、文化等行业产生全新而广泛的影响和要求，并通过向健康产业的渗透与融合，实现对传统产业的结构调整与产业升级，而上述传统产业也将因此被赋予健康养生的全新内涵，其功能价值也将得以提升。同时，还得满足人们精神消费需求，如教育、文化、安全、休闲娱乐和美丽等行业也都将被赋予健康这个核心要素。

总之,大健康产业是在大健康理念的基础上,将防治疾病、增进健康、美容美体、延缓衰老、养生长寿、幸福快乐这六大诉求统一纳入生命健康服务范畴,对身体、精神、环境三大方面的健康需求以及医疗治病卫生、医养保健强生和医德修心厚生三大层面的健康实践给予全面关注,实现从疾病管理到健康治理,再上升到最高层次的生命修炼及质量提升,并提供一系列产、学、研产品及相关健康服务和信息传播的行业总和。

大健康产业是紧密围绕着人类的生存发展,以生命健康需求为前提和目标,不仅仅是单一的产业形态,而且是包含所有与健康直接和间接相关的产业体系,涉及生殖健康、优生优育、妇幼保健、农林种植、畜牧养殖、水产养殖、食品加工、餐饮文化、环境保护、生物医药生产、医疗器械制造、健康设备制造、健康用品制造、医疗卫生服务、医养强生服务、医德厚生服务、中医保健养生、健身美容养颜、健康养老服务、健康文化创意、健康信息传播、健康学术研究、健康人才培养、健康咨询指导、金融保险支撑、互联网络技术等,涵盖了传统的第一、第二、第三产业。

（二）大健康产业的价值取向

大健康产业的价值取向就是以有利于健康利益的最大化为指针,而不应再是以疾病防治的最大化为指南,也就是说,我们应该重新并慎重确定整个大健康产业的主体或主导者。原来我们固有的医疗卫生产业的主导作用应该受到质疑和转换了。虽然医疗产业或医疗服务业作为防病治病的手段或消费供给产品,仍然正在作为健康服务产业的主体并发挥巨大影响力和作用。但是由于医疗卫生产业对健康的贡献率很小(只有8%),甚至对健康还有很大的副作用,所以,它必将也必须退出其主导地位,而让位于对健康有最大价值和贡献率的医养强生产业。同时,医疗产业也不应该定位为产业形态,即便定位为产业形态,那医疗产业也只应是一个很特殊的产业,就像是一个国家的军工产业一样属于特种行业，因为医疗手段及其药物和手术是锋利的双刃剑，应该由国家来掌控和主导，不可以完全任由其市场化发展。

退一步说，医疗产业作为健康产业的重要组成部分是必需的，但是不宜把它作为完全市场化的健康产业或健康服务产业来发展。因为无论医疗还是卫生都只能作为一种外在的强制干预手段，可是，医疗方式很容易受经济利益的驱使而过度或过当，从而给健康和生命带来极大的不利。因而应该严格地将其规范在公益事业范围内发展，这样才能更好地服务于国民健康并有利于人类健康水平的提高。遗憾的是，很多人似乎还没有充分注意到医疗卫生产业和健康服务产业之间的本质和厉害关系问题。

第二节　中国大健康产业发展概况

随着我国民众对健康问题的逐步重视，他们对健康服务的需求也随之增加并趋于多样化。虽然目前我国已建立起相关的健康产业链，但服务项目较单一，环节之间的联系不够紧密，区域间的资源配置尚不均衡，与发达国家的健康产业发展相比，仍存在一定差距。

一、全球大健康产业发展概况

近年来，随着全球经济的飞速发展，人们对生活品质和健康保健的重视程度也日渐提高，与此同时，健康产业也已经成为世界上许多国家特别是欧美发达国家和少数新兴市场国家有效应对金融危机冲击、增强经济发展活力、满足多样化需求、加快抢占全球健康产业分土的新制高点的战略选择。从发展趋势来看，全世界国民生产总值中健康产业的份额占9%，是经济发展的动力引擎[①]。健康产业将逐渐成为全球经济发展的有力新支撑。随着我国进入新时代,人们对健康和生态环境的要求也越发增多,健康产业的发展也越来越受到关注。人们不再满足于基础的物质生活需求,而是已经进入了追求更高的健康生活需要的层面,在不久的未来,人们在健康上的投入势必会更多地超过基本需求的投入。

在美国,健康产业是仅次于制造业、服务业、金融保险业和房地产的第五大产业。它起源较早,在 20 世纪 60 年代初就在美国产生并发展和壮大,是美国近 10 年来增速最快的产业,占国内生产总值比重的 8.8%[②]。可以说健康产业已经成为美国经济的中流砥柱。即使是在 2008 年金融风暴后,在零售业萎缩,房地产不景气的情况下,美国的健康产业仍然占据国民经济的中坚力量,健康产业的 GDP 占比也逐年上升。

美国健康产业的兴盛并不是无源之水。首先,美国全面发展健康产业,从产业结构来看,美国将健康产业分为五大块,分别是医疗商品的供给和医院医疗服务的提供、家庭及社区保健服务、健康风险管理服务和长期护理服务。其次,健康产业健康风险管理服务在美国受重视度较高,由第三方公司和保险公司内部专业部门组成,目前以健康风险管理为枢纽的健康产业链。除电话、互联网等集中型服务外,第三方健康风险管理公司还会以信息系统、技术工具、专业培训,将健康风险管理服务下沉到社区的一线。与此同时,在美国,长期照护服务发展的趋势也日益明显,增长速度逐年加快。

① 中国国际经济交流中心.中国经济分析与展望(2017—2018)[M].北京:社会科学文献出版社,2018:16.
② 中国数字医疗网.美国健康产业长盛不衰的奥秘[J].医学信息学杂志,2017,38(8):94.

二、中国大健康产业的发展及问题

（一）中国大健康产业发展

根据《"健康中国 2030"规划纲要》第六篇"发展健康产业"所提出的"优化多元办医格局、发展健康服务新业态、积极发展健身休闲运动产业、促进医药产业发展"等具体要求，以及国家统计局《国民经济行业分类》的行业目录和《国务院关于促进健康服务业发展的若干意见》（2013）提出的健康服务业分类，大健康产业涉及 16 个行业，33 个大类，83 个中类，172 个小类。考虑数据可获得性，从需求侧测算可得，从 2012—2016 年，我国大健康产业占 GDP 的比重逐年升高。2016 年"生态＋大健康"产业占GDP 的比重为 9.76%，其增加值的规模为 72 590.7 亿元。其中居民医疗保健消费占比为 2.30%，老年人非医疗保健消费占比为 2.99%，社会卫生支出占比为 2.57%。[①] 由此可见，人口老龄化是中国经济发展的巨大机遇。

医疗产业稳定发展。据我国卫生计生委统计信息中心的最新统计数据显示，2018 年 6 月底，全国医疗卫生机构总数达 99.8 万个，比 2017 年 6 月底增加 8 291 个。从我国医疗服务情况来看，诊疗人次在逐渐增加。2018 年 1—6 月，全国医疗卫生机构总诊疗人次达 40.7 亿，同比提高 3.8%。[②] 可见我国医疗健康服务产业发展较快。

医药器械产业快速增长。根据国家工业信息部的统计，2017年 1—9 月，医药工业规模以上企业实现主营业务收入 22 936.45亿元，同比增民 11.70%，增速较 2016 年同期提高 1.61 个百分点。

① 张车伟.关于发展我国大健康产业的思考 [J].人口与社会，2019, 35（01）：18-22.
② 汤子琼.我国大健康产业结构发展研究 [J].产业与科技论坛，2019, 18（08）：11-12.

在各子行业中,增速最快的是中药饮片加工,增速为 17.20%。[①]可见医药器械健康产业增长速度较快。

保健品产业在快速增长的基础上有所放缓。随着人们对健康的关注和重视程度的增加,对保健食品、保健饮品的消费也逐渐增加,这就催生了我国保健品产业的大发展,从 2012 年开始,我国批准保健食品初次注册申请数呈逐年大幅增加趋势,并于 2014 年底达到阶段性顶点,但这个新兴的保健品产业,从产生开始受到许多民营资本的追逐,利润丰厚,一时间出现了保健品市场不规范的现象,特别是一些假冒伪劣产品的出现影响了保健品市场的健康发展,企业数量有下降的趋势,但经过整顿,保健品行业在 2015 年以后又出现了稳步发展的趋势。

总之,我国的健康产业主要体现在增长速度较快的医疗产业,但与大健康相关联的公共卫生服务产业、保健食品产业、养老产业发展缓慢,不能满足人民群众对健康生活的需要,尤其是不能适应正在走向老龄社会,老年人对健康服务的需要。

（二）中国大健康产业发展存在的问题

（1）法律法规缺失或者不健全。由于法律法规缺如或者不健全,导致健康产业的方方面面无法可依、无章可循。如我国的基本卫生健康法还在路上,相关的健康产业虽然在国家政策上有明确界定,但是法律缺失,导致问题出现。

（2）部分行政主体不到位,其部门监管不力。该方面的重点在医疗健康的边缘产业,如月子会所机构,以收费标准为例,上海市从 5 万 ~85 万元的巨大差距没有监管和依据。

（3）国民在健康服务方面传统观念根深蒂固,影响国人科学地接受现代医疗保健产品和服务。国民只有在患病时间才想到医疗机构,平时健康管理、预防保健无人问津,市场理性对待意识

① 汤子琼.我国大健康产业结构发展研究 [J].产业与科技论坛，2019, 18（08）:11-12.

有待强化。

（4）医疗技术分级不够，基础薄弱，缺乏成熟、到位的产业个性化服务。就以健康体检为例，几乎没有进行个性化的健康体检分类，特别是健康因素的评估更是凤毛麟角。

第三节　中国大健康产业发展规划与目标

在大健康产业体系规划和发展战略设计上，我们创新性地、极大地突破和超越固有的医疗卫生体系，且由于原有的医疗卫生体系已经相当庞大和完善，所以，我们的重心就不再在医疗卫生体系上做太多的文章了，重点是创新并完善大健康产业体系，以此涵盖医疗卫生体系以及散乱的保健养生体系等。

一、大健康产业体系规划

（一）规划大健康产业体系的必要性

1. 健康政策制定和顶层设计需要

长期以来，我们的健康政策都是由医疗卫生政策来替代的。今天的大健康产业已进入顶层设计与系统集成的时代，而不再是医疗卫生独霸的时代，也不再是单打独斗、单兵作战和盲目探索的时代，这也是今天大健康产业的新常态。这种大健康产业新常态必然倒逼着大健康政策的重新设计。

当下，对大健康产业体系的认知存在不足，主要体现在从市场层面上，对大健康产业的内涵与外延还缺少行业共识；从国家层面上，至今仍未出台系统性的大健康产业发展战略规划，也没有出台有针对性的大健康产业发展政策。尽管 2003 年 40 号文件和 2015 年 32 号文件分别对健康服务业和中医药健康服务业出台了若干发展建议，但是对于大健康产业的发展重点表述比较混乱,且主要还停留在医疗防病治病的层面上,更缺乏针对性的指导建议;从地方层面上,尽管部分地区已经或即将出台区域性大健康产业发展规划,但由于对大健康产业体系的认识不到位,其规划难免较盲目和片面。

2. 健康企业投资与运营的需要

大健康产业体系的系统规划设计将有利于正确引导投身和投资健康行业的精英和企业,避免盲目地重复建设或在医疗卫生产业上乱忙。

一方面,对于之前非健康产业领域而目前欲求进入健康产业中来的企业,以及刚刚进入健康产业领域的新兴企业,健康产业对其而言是一个充满魅力又十分陌生的行业。他们可能在其他行业做得比较成功,也有一定的资金实力,但他们所面临进入健康产业跨界转型的最大门槛,就是对行业的认知和经验不足,以及缺失大健康产业的相应资源与人才。

另一方面,对于之前已进入健康产业的企业,无论是生产经营药品、医疗器械、保健产品,还是从事医疗、保健、体检服务业,或是今天随处可见冠以健康管理、中医养生等名义的一些机构,很多企业的思维观念、技术项目、人才结构和社会资源以及产业模型与商业模式等诸多方面,也普遍存在着一定的自身局限性,不是有重大的要素性缺失,就是有重大的结构性缺陷,这也正是他们所面临产业创新升级的门槛。

因此,企业如果欲求投资健康产业获得最终成功,就必须对健康要素和健康产业的层次机构有广泛了解,对健康专业要有深刻理解,对健康行业要有高度破解,只有做到了解、理解和破解这"产业三解",才有望打造"健康产业的广深高速"。

3. 健康学科建设和人才培养的需要

随着健康产业结构的升级和转型,社会对高素质、复合型人才的需求也随之增加。而高校是培养这些人才的主要机构,高校毕业生最终要就业于产业的工作岗位。因而高校的学科设置与学术理论研究必须与产业发展相吻合，紧跟产业发展脚步。大健康产业是一个涉及范围广、产业类别多、专业要求高的复合型产业，只有明确大健康产业体系架构，相关高校才能依据大健康产业发展的需要，有系统地、有针对性地设置相关专业，并进行相关理论学术研究，培养适合健康产业发展的复合型人才。

（二）大健康产业标准体系构建

1. 大健康产业结构的基本分类

根据大健康产业各细分领域的功能价值以及国民经济行业分类，也可以分为第一产业、第二产业和第三产业，即基础产业、支撑产业和服务产业三个层次。

第一产业指健康基础产业。包括生殖健康（即人口生产，含妊娠准备、受孕过程、孕期保健、妇婴幼儿保健等）、生活健康（两性生活、婚姻家庭和健康生活方式等）、健康文化（含健康教育、健康文化传播和健康制度设计等）、健康农业（含农、林、牧、副、渔业等，即健康相关联的生产养殖、中药材种植等）、健康生态环保（含生态环境、社会环境和健康家居等），还有健康研究业、健康人才培养业、健康餐饮业、健康监测业和疾病防控业等也可以作为健康的基础产业。基础产业在大健康产业体系中处于基础地位，对人体生命健康具有重要基础性的保障作用，它是决定着人类社会整体健康水平的产业基准。

第二产业指健康支撑产业。主要是：健康技术和产品研发业、健康产品制造业、健康贸易业等支撑产业；与健康相关联的各种技术产品研发、生产加工和贸易销售等产品企业，如健康（保健）食品企业、健康用品企业、健康器材设备企业、健身及美容产品企业、中医药产品生产及贸易企业，当然也包括生物医药制造企业和医疗器械制造企业等。除此以外，还有为此提供金融、保险、技术和信息支撑等配套服务的延伸产业，如健康发展基金、健康保险业、健康地产业、健康智能设备和互联网系统等。支撑产业从量上看,未来产值占大健康产业的较大比重;从质上看,是对大健康产业整体效能起重要支撑性作用的产业群体。

第三产业指健康服务业。包括医养健康服务产业(慢性病康复服务、亚健康调理和保健养生等)、妇婴保健服务产业、健康养老服务产业、运动健身服务产业、美容养颜服务产业、饮食营养服务产业、休闲旅游健康服务产业、医德健康服务业(含心理咨询、正念指导和心智修炼服务产业)、医疗健康服务业(含疾病诊疗、预防控制和公共卫生服务等)、智慧健康服务业(含健康体检和信息管理及数据分析服务业)、健康会议会展业、健康文化创意产业和健康智库咨询服务产业等。

2. 大健康产业结构标准体系架构

依据大健康理念以及大健康产业结构的价值定位,结合国民经济行业分类标准,我们制定出大健康产业结构标准体系架构,如表1-1所示。

表1-1　大健康产业结构标准体系构建 [①]

行业层次	大健康产业细分行业	《国民经济行业分类标准》中的位置			
		门类	大类	中类	小类
基础产业	生殖健康	Q 卫生与社会工作	83 卫生	834	8340 计划生育技术服务活动
	健康教育与传播	P 教育	82 教育	823 中等教育	8236 中等职业学校教育(健康相关专业)
				824 高等教育	8241 普通高等教育(健康相关专业)
					8242 成人高等教育(健康相关专业)

---

① 黄开斌.健康中国:国民健康研究[M].北京:红旗出版社,2016:161-182.

行业层次	大健康产业细分行业	《国民经济行业分类标准》中的位置			
		门类	大类	中类	小类
基础产业				829 技能培训、教育辅助及其他教育	8291 职业技能培训（健康领域）
					8292 体校及体育培训
					8293 文化艺术培训（健康领域）
					8294 教育辅助服务（健康领域）
	健康农业	A 农林牧渔业	包含所有大中类		
	健康环保业	N 水利、环境和公共设施管理业	77 生态保护和环境治理	772 环境治理业	包含所有小类
			78 公共设施管理	782	7820 环境卫生管理
				783	7830 城乡市容管理
				784	7840 绿化管理
	健康研究业	M 科研和技术研发业	73 研究和实验发展	与健康相关的各中类	
	健康餐饮业	H 住宿和餐饮业	62 餐饮	与健康相关的各中类	
	健康监测业	属新兴业态（包括疫情和职业病监测）			
	疾病防控业	Q 卫生与社会工作	83 卫生	837	8370 疾病预防控制中心
	健康技术产品研定	M 工程研究和技术开发业	74 专业技术服务业	与健康相关的各中类	

续表

行业层次	大健康产业细分行业	《国民经济行业分类标准》中的位置			
		门类	大类	中类	小类
支撑产业	健康产品制造业	健康（保健）食品（含饮品）制造	C 制造业	14 食品饮品制造	149 其他食品饮品制造	1491 营养品制造
					1492 保健食品制造
		健康设备（穿戴、检测理疗等）		17 纺织业	具有保健功能的纺织品	
				18 纺织服装	具有保健功能的服装	
				35 专用设备制造	358 医疗仪器设备及器械制造（维护健康用相关设备）	
		中医产品生产及贸易企业		27 医药制造	中药	
				35 专用设备制造	358 医疗仪器设备及器械制造（中医用相关设备）	
		健身及美容产品		26 化学原料和化学制品制造业	268 日用化学品制造	2682 化妆品制造（健康、美容效果）

续表

行业层次	大健康产业细分行业	《国民经济行业分类标准》中的位置			
		门类	大类	中类	小类
支撑产业	健康家电制造业			38 电力机械器材制造业	385 家用电器具制造	3865 家用美容、保健电器具制造
	运动健身用品			24 文教、工美、体育和娱乐用品制造业	244 体育用品制造	所有小类
	医药制造业			27 医药制造	化学药	
	医疗器械制造业	医疗产品制造业		35 专用设备制造	358 医疗仪器设备及器械制造（用于西医类）	所有小类
	健康贸易业		F 批发和零售	51 批发业	512 食品、饮料制品批发	5126 营养和保健品批发
					51.5 医药及医疗器材批发	所有小类
				52 零售业	522 食品、饮料制品专门零售	5225 营养和保健品零售
	健康金融保险业	配套服务业	J 金融业	66 货币金融业	663 非货币银行服务	健康相关小类
				67 资本市场服务	健康相关中类	

·22·

续表

行业层次	大健康产业细分行业	《国民经济行业分类标准》中的位置			
		门类	大类	中类	小类
支撑产业				68 保险业	681 人身保险	所有小类
	健康地产业	K 房地产业	70 房地产业	所有中类	
	配套服务业	健康智能设备和互联网信息	I 信息传输、软件和信息技术服务业	65 软件和信息技术服务业	直接与健康相关的各中类	
直接与健康相关的各中类	医养健康(含保健养生)服务业	O 居民服务	79 居民服务	795	7950 洗浴服务
				796	7960 保健服务
	妇婴保健业	Q 卫生与社会工作	83 卫生	835	8350 非医院的妇女及婴幼儿保健活动
	健康养老服务业	Q 卫生与社会工作、修理及其他服务业	84 社会工作	84 社会工作	
	运动体育健身业	R 文化、体育和娱乐业	88 体育	所有中类	
	美容养生服务业	Q 卫生与社会工作	83 卫生	整形美容相关各中类	
	饮食营养服务业	属新兴业态(含集体食堂营养配餐)			
	健康文化创意产业	R 文化、体育和娱乐业	各大类中以健康为主题,除去体育类的部分		

续表

行业层次	大健康产业细分行业	《国民经济行业分类标准》中的位置			
		门类	大类	中类	小类
直接与健康相关的各中类	健康会议会展业	L 租赁和商务服务业	72 商务服务	72 商务服务	7292 会议及展览服务（健康领域）
	休闲旅游健康业	R 文化、体育和娱乐业	各大类中与恢复健康为目的的旅游业		
	医德健康服务业	属新兴业态（含心智修炼服务产业）			
	医疗健康服务业	Q 卫生与社会工作	Q 卫生与社会工作	Q 卫生与社会工作	
	健康智库咨询业	L 租赁和商务服务业	72 商务服务业决策咨询项目策划	除去会议展览外的所有健康各中类	

二、大健康产业发展战略

战略决定方向，策略决定方法。大健康产业要持续发展就必须从战略规划与顶层设计开始，就必须从设计健康产业的生命基因开始。首先要有全局战略，因为大健康产业已不再只是单一的医疗卫生产业；其次要有创新战略，因为，我们面临诸多全新的领域，必须创造新的体系去覆盖旧的体系；最后要有长远战略，因为健康是人类的基本需求，也是永久的追求，我们的体系规划和发展战略必须能满足人们 50 年或 100 年，甚至更长远的发展要求。在这样的战略考量下，我们还应该做好以下几点。

（一）改变传统思维，坚持五大新思维

我们必须用产业思维、金融资本思维、互联网思维、平台思维和战略融合思维来统领大健康产业的发展。

1. 产业思维

大健康产业是大健康企业的集合,因而企业的发展决定着产业的发展。然而企业的发展必须运用产业思维,而非传统的企业思维和产品思维,要以产业生态作为企业的生存发展模式、核心能力和资源整合平台。同时,通过"产业三解",即广泛了解、深刻理解、高度破解;"产业三创",即创意、创新、创造;"产业三元结构",即"健康产业体系 + 健康金融体系 + 健康互联网络",实现大健康产业广深高速的发展目标。

2. 金融资本思维

我们的生活充满了资本、互联网等元素,离开资本或经济妄谈健康服务、健康产业属于痴人说梦。中国健康问题的解决离不开经济模式,包括健康投资、健康保险、健康研究、健康产业、健康服务乃至健康获取方式、健康教育形式、健康事业运行方式等,都要充分利用健康经济杠杆发挥作用。所以,大健康产业发展需要变革传统的市场思维,将传统的技术、产品、服务项目金融资本化,构建轻资产、精定位、做纵深、高增长的资本思维方式,用金融资本思维撬动更广阔的大健康产业市场空间,为大健康产业的可持续发展提供充足的血液。

3. 互联网思维

发挥具有大数据特征的互联网尤其是移动互联网交互性、即时性和便捷性的突出优势,建立大健康产业与广大消费者长期密切的联系,突出大健康产业信息化、系统化、数据化和智能化的重大标志性特征,打造高质量的智慧健康数据互联和信息服务平台。

4. 平台思维

大健康产业的持续快速发展离不开平台的应用,需要充分利用政府、行业、专业、产业、市场的五大平台叠加效用,需要有党和政府的高度重视和国家政策的大力支持,有行业专业内人士与社会各界的积极参与,共同努力构建大健康时代中国特色健康产业创新模式。开创一个集生殖健康保障、生态健康保护、疾病预防干预、健康风险控制、健康建设促进、慢性病调养康复、健康养老护理、保健养生长寿等有机结合的健康服务专业体系与商业运营模式,形成大健康产业积极活跃的大市场,引领中国大健康产业的平稳发展。

5. 战略融合思维

当今时代已不再是故步自封、各自为战、一家独大的时代,而是行业大调整、资源大整合、战略大融合的时代。大健康产业的发展需要以建立命运共同体为核心的战略融合,企业家必须具备抱团赢天下的思维、格局、心胸、责任、使命、相当。

(二)打造产业生态链,提升产业价值链

未来,大健康产业只有谋求"跨界""跨域""跨境"的产业三跨转型升级,将整个产业生态链有机地链接在一起,形成全景式健康产业链和产业集群优势,才有望发挥更大的作用,并创造出更大的价值。

1. 跨界

大健康产业的发展并不是单一行业的发展,而是多个行业的跨界发展,并且在金融、互联网因素充斥生活的当今时代,大健康产业离开了金融、互联网等元素更是无法运转。因而"金融资本 + 互联网 + 专业健康体系"是未来大健康产业发展的基本架构,同时结合文化、旅游、农业、加工制造等行业实现跨界发展,形成大健康产业生态链条的主架构。

2. 跨域

大健康产业的发展需要多学科、多专业、多理论体系等跨领域的结合。除了生物医学(含临床医学、预防医学、康复医学等)、生态医学(包括中医药学、保健医学、自然医学、自愈医学、环境医

学、社会医学、体质医学、时间医学、功能医学以及各种民族医学等)和生灵医学(信息医学、量子医学、道家医学和佛教医学等)外,将广泛促进包括脊柱健康学、脏腑医学、心性医学等整体医学在内的多元医学和创新医学融合与发展,进一步提升产业的价值。

3. 跨境

大健康产业正在成为引领全球新经济发展和社会进步的重要产业,在发达国家大健康产业已成为拉动国民经济发展的巨大动力。我国未来发展大健康产业必须与国际接轨,借鉴国外先进经验的同时实现自主创新,发展具有中国特色的大健康产业,成为大健康全球市场上一股强劲的新生力量,并借助"一带一路"走向世界。

(三)培养健康行业的复合型人才

建设高水平的大健康专业院校。鉴于大健康产业具有跨领域、跨专业、跨行业的属性,需要大量复合型知识结构的大健康产业人才。结合我国大健康产业复合型人才缺失的实际,在有条件、有实力的城市建设高水平的健康大学,或者在现有的综合性大学增设相关健康专业学院,如对应健康文化、健康测评、脊柱调养、保健养生、慢性病康复、健康养老、健康管理等行业领域,设置相应的专业类别,并注重对复合型人才的培养。

加强大健康领域人才的教育培训。构建大健康领域专业的职业人才培训机构,以提高创新能力为重点,加强大健康领域专业技术人才的教育培训;以提高运营操作能力为重点,加强大健康领域市场人才的教育培训;以提高领导能力为重点,加强大健康领域管理人才的教育培训。

三、"健康中国 2030"——促进全民健康长寿

中共中央 2016 年 8 月 26 日审议通过并颁布《"健康中国2030"规划纲要》(以下简称《纲要》)。健康是促进人全面发展

的必然要求,是经济社会发展的基础条件,是民族昌盛和国家富强的重要标志,也是广大人民群众的共同追求。党的十八届五中全会明确提出推进健康中国建设,从"五位一体"(经济发达、政治民主、生态良好、文化先进、社会和谐)总体布局和"四个全面"(全面建成小康社会、全面深化改革、全面依法治国、全面从严治党)战略布局出发,对当前和今后一个时期更好地保障人民健康作出了制度性安排。同时,也是中国积极参与全球健康治理、履行中国对联合国《2030可持续发展议程》的一项重要举措。

健康不仅是没有疾病和虚弱,而且是身体的、精神的、道德的和社会适应的良好状态。健康是人的基本权利,是人生的首要财富。"健康中国2030"的一个重要宗旨是促进全民的健康长寿,实现"健康生活少生病、有病早治早康复、健康服务全覆盖、优质公平可持续"的健康理念(表1-2)。

表1-2 "健康中国2030"发展重点[①]

项目	健康生活行动议程	健康质量促进工程	健康能力提升工程
行为主体	个人和家庭 公共卫生机构	医护机构患者	政府健康部门 健康机构
健康理念	不生病	早康复	全覆盖、可持续
战略目标	控制健康风险 "健康生活少生病"	提升健康质量 "有病早治早康复"	强化健康能力 "优质公平可持续"
根本任务	提升全民健康素质 控制和降低健康风险	提升患者健康质量 提升健康服务水平	提高健康服务和健康保障的能力,减少健康不平等
重大举措	健康生活全程规划 健康生活行为指南	医护服务流程再造 社区医院标准化	分工合作制国民健康体系 健康中国指标体系

(一)基本原则

1. 健康优先

把健康摆在优先发展的战略地位,立足国情,将促进健康的

---

① 国家卫生和计划生育委员会.《"健康中国2030"规划纲要》辅导读本[M].北京:人民卫生出版社,2017:52.

理念融入公共政策制定实施的全过程,加快形成有利于健康的生活方式、生态环境和经济社会发展模式,实现健康与经济社会良性协调发展。

2. 改革创新

坚持政府主导,发挥市场机制作用,加快关键环节改革步伐,冲破思想观念束缚,破除利益固化藩篱,清除体制机制障碍,发挥科技创新和信息化的引领支撑作用,形成具有中国特色、促进全民健康的制度体系。

3. 科学发展

把握健康领域发展规律,坚持预防为主、防治结合、中西医并重,转变服务模式,构建整合型医疗卫生服务体系,推动健康服务从规模扩张的粗放型发展转变到质量效益提升的绿色集约式发展,推动中医药和西医药相互补充、协调发展,提升健康服务水平。

4. 公平公正

以农村和基层为重点,推动健康领域基本公共服务均等化,维护基本医疗卫生服务的公益性,逐步缩小城乡、地区、人群间基本健康服务和健康水平的差异,实现全民健康覆盖,促进社会公平。

（二）发展目标

到 2020 年,建立覆盖城乡居民的中国特色基本医疗卫生制度,健康素养水平持续提高,健康服务体系完善高效,人人享有基本医疗卫生服务和基本体育健身服务,基本形成内涵丰富、结构合理的健康产业体系,主要健康指标居于中高收入国家前列。到 2030 年,促进全民健康的制度体系更加完善,健康领域发展更加协调,健康生活方式得到普及,健康服务质量和健康保障水平不断提高,健康产业繁荣发展,基本实现健康公平,主要健康指标进入高收入国家行列。到 2050 年,建成与社会主义现代化国家相适应的健康国家。

2030 年的具体目标包括下面几点。

（1）人民健康水平持续提升。人民身体素质明显增强，2030年人均预期寿命达到 79.0 岁，人均健康预期寿命显著提高。

（2）主要健康危险因素得到有效控制。全民健康素养大幅提高，健康生活方式得到全面普及，有利于健康的生产生活环境基本形成，食品药品安全得到有效保障，消除一批重大疾病危害。

（3）健康服务能力大幅提升。优质高效的整合型医疗卫生服务体系和完善的全民健身公共服务体系全面建立，健康保障体系进一步完善，健康科技创新整体实力位居世界前列，健康服务质量和水平明显提高。

（4）健康产业规模显著扩大。建立起体系完整、结构优化的健康产业体系，形成一批具有较强创新能力和国际竞争力的大型企业，成为国民经济支柱性产业。

（5）促进健康的制度体系更加完善。有利于健康的政策法律法规体系进一步健全，健康领域治理体系和治理能力基本实现现代化。

（三）重要任务

1. 健康生活行动议程

要坚持"以健康为中心"的原则，全民动员，全员参与，全程规划，全域覆盖，分工明确，责任到人，建设一个人民健康长寿的社会（表 1-3）。

表 1-3 健康生活行动议程框架①

项目	婴儿期 （0—3 岁）	学习期 （3—18 岁）	工作期 （18—60 岁）	退休后 （60 岁以后）
	孕期保健	健康素养	健康素养	健康素养

① 国家卫生和计划生育委员会.《"健康中国 2030"规划纲要》辅导读本 [M].北京：人民卫生出版社，2017：55.

项目	婴儿期 （0—3岁）	学习期 （3—18岁）	工作期 （18—60岁）	退休后 （60岁以后）
重点 领域	平安分娩	营养与超重	合理膳食	合理膳食
	新生儿健康	适量运动	适量运动	适量运动
	婴幼儿健康	心理健康	心理和精神健康	心理和精神健康
	婴幼儿营养	充足睡眠	充足睡眠	适量睡眠
	意外伤害	视力与口腔	药物、烟草和酒精	药物、烟草和酒精
		性和青春期	性和生殖健康	健康护理
		健康习惯	慢性病和职业病	慢性病和老年病
		意外伤害	意外伤害	意外伤害
行动 计划	母婴健康平 安计划	儿童健康成长 计划	职业人群远离亚 健康计划	健康老人计划
	全民健康素养促进行动计划、全民健身活动计划、重大疾病和传染病防控计划			
	公共卫生服务能力倍增计划、健康环境改善计划			
重大 项目	健康生活全程规划、健康生活行为指南			
核心 目标	让人民少生病或不生病，提高健康长寿人口的比例			
	降低疾病的发生率，提高健康水平和生活质量，降低健康服务的社会成本			

　　健康生活全程规划从全生命周期和全民覆盖的角度，对国民的健康理念、健康行为、健康环境、健康生活服务和基本健康状况进行系统设计、动态监测和综合评估，提供促进和改善全民健康生活的健康咨询、健康指导、健康服务和健康管理。此规划可5年修订一次。

　　健康生活行为指南以健康生活全程规划和《中国公民健康素养》为基础，针对健康生活重点领域的健康观念和健康行为，设计具体的操作细则，提供一份健康生活的"健康说明书"。此指南可5年修订一次。

2. 健康质量促进工程

健康质量促进工程既是提升患者健康质量的工程，也是促进全民健康质量的工程。要坚持"以患者为中心"的原则，从医护体系和医护流程两个层次提升健康服务的可及性和及时性，从医护流程和临床路径两个层次提升医护服务的水平和质量，促进患者健康质量的恢复和提高，进而提高全民的健康质量（表1-4）。

表1-4 健康质量促进工程框架[①]

项目	进入医护系统	诊断和治疗	康复	退出医护系统
重点领域	医护机构分工合作制 信息化服务平台 急救医护服务体系	医护质量标准认证 临床路径和诊疗常规 第三方监督	康复 转诊	医患争议处理机制 患者满意度
重大项目	医护服务流程再造工程、社区医院标准化工程			
行动计划	临床路径计划、诊疗常规计划、整体护理行动计划、 医护人员收入倍增计划、医护质量监督体系计划			
核心目标	让每位患者获得精心医护，让每位医生享有体面生活，有病早治早康复； 提高医护服务的可及性和及时性，提高医护服务的水平和质量，提高患者的 健康质量			

医护服务流程再造工程在医护体系和医院两个层次同时进行。在医护体系层次，建立分工合作制医护服务体系，完善医护机构之间的合作机制，引导患者合理就诊和转诊。在医院层次，对"进入、诊断、治疗、康复和退出"的医护流程的每个环节，进行系统改造、动态监测和综合评估，明确医护服务职责，控制医护成本，降低患者的等待和逗留时间，全面提升医护服务质量和患者满意度。

3. 健康能力提升工程

坚持"以人为本、公平优先、需求导向、适度超前"的原则，主要从健康服务、健康保障和健康治理三个方面提升健康能力；建

---

① 国家卫生和计划生育委员会.《"健康中国2030"规划纲要》辅导读本 [M]. 北京：人民卫生出版社，2017：56.

立和完善分工合作制国民健康体系,实现人人享有优质、公平、可持续的健康服务的健康理念(表 1-5)。

表 1-5　健康能力提升工程框架[①]

项目	健康服务能力	健康保障	健康治理
重点领域	健康服务体系 健康人力资源 健康科技创新 健康信息化	健康保险体系 健康医药体系 健康产业 健康国际合作	健康治理体系 健康监管 卫生执法 健康环境改善
重大项目	分工合作制国民健康体系、健康人才强国工程、健康科技创新工程、健康服务信息化工程、健康环境改善计划、健康中国指标体系、国民健康法		
核心目标	人人享有优质、公平、可持续的健康服务; 为全民提供"从胎儿到生命终点"的全程健康服务和健康保障		

[①]　国家卫生和计划生育委员会.《"健康中国 2030"规划纲要》辅导读本 [M].北京:人民卫生出版社,2017:57.

第二章 我国国民健康现状分析

改革开放 40 余年来,中国经济取得了快速发展,中国国民的生活水平也得到了大幅度提高,中国的医疗卫生体系规模不断增大,医疗技术水平也得到了极大的提升。但是中国国民健康状况却不容乐观,相反还呈现出下降的趋势,且医患之间的矛盾也越来越大。本章针对这一现象对国民健康需求的矛盾、国民健康的威胁因素进行分析。

第一节 国民健康需求的三大矛盾

一、健康需求与医疗供给的矛盾

改革开放以来,我国国民经济持续发展,国民健康消费需求日益增长,但我们能提供给国民的似乎只有"医疗卫生"这个单一方式和产品;医疗卫生本是救死扶伤、治病保命的,现在却作为主要的"健康消费品"来供给百姓,已经出现严重问题,亟待深入探讨研究。

（一）健康需求与医疗供给的结构性矛盾

随着国民生活水平的提高,人们的生产生活方式发生了很大的变化,健康意识也在不断提升,但各种慢性病也在大幅度增加,亚健康问题日显突出,加上社会老龄化人口的增多,以致到医疗机构就医的人数越来越多,尽管医疗机构已是越建越多,医院也是越来越高大上,但是国民的亚健康、慢性病却是有恃无恐地大爆发。这成了社会发展过程中一个不易破解的难题。

1. 国民健康消费需求呈现出多样化

近年来,慢性疾病处于高发阶段,我国慢性病发病人数快速上升,慢性病的高发盲目地占用了大量的医疗资源,并正在快速消耗社会积累的财富。

毋庸置疑,医疗卫生水平关乎人类健康,而提高医疗技术和卫生保障水平,需要花费大量的社会资源,包括政府投资和社会资本。但是,医疗只是针对疾病的防治,仅仅只关系到身体和生理健康的安全及生命的挽留或延续,并不意味着能够真正提高人类的生活质量和健康水平。同时,面对上述那些慢性病用医疗方式来处理时似乎并不见效,事实也早已证明,医疗方法不仅对慢性病无效,对亚健康和老年病也是力不从心,这也从某种程度上说明,人们的日益增长的健康消费需求其实是多样化的,单单依靠提供医疗卫生的生产供给,不能解决人类社会更为深层次的健康问题,所以,应该寻找医疗方式以外的方法才对。

在慢性病、亚健康和老年病问题如此严峻的形势下,仅仅依靠医疗生产供给方式很难应对日益多样化的健康消费需求这样的复杂局面,健康消费需求应该是由多种健康生产服务方式来供给,而肯定不是单一的医疗治病这种强制的生产服务方式来垄断供给。即必须有多样化的健康消费产品和服务来对亚健康和慢性病进行早期调理和调养,避免慢性病加重或恶化,并可以让亚健康和慢性病自我康复起来,还能让健康水平更加提升。但是,我们这样的健康消费产品和服务却不多,造成国民需要健康消费时却找不到合适的产品和服务,更找不到优质的亚健康和慢性病的专用产品和服务方式,以致造成一些人在长假期蜂拥到国外采购保健用品和保健食品。

2. 医疗生产供给与多样化的健康消费需求之间的矛盾

在现代医学理论和医疗理念指导下,西方一些国家尤其是美国投入了很大精力和巨大的研究资金到对药物和手术的研发上，目的就是研究出能制服一个个疾病的药物。一旦研究出来一种有效的药物，人们就会欣喜若狂，然后，就心安理得或高枕无忧地放松警惕，甚至是放纵在此方面的生活习性，新的或更严重的疾病又来了，于是人们又投入巨资和人力去研究更新的药物或手段，长此以往就形成了恶性循环。

人们普遍认为健康消费需求似乎就只有医疗防病治病这一需求了，其实，健康需求至少有如下几个方面：第一，健康维护需求，即健康保持、不出现问题，也就是不生病或少生病；第二，健康恢复需求，就是生病了，得有相应的好办法让健康恢复其正常状态；第三，健康提升需求，健康水平需要不断地得到建设和提高，这既是生命个体提升生活品质的需要，也是种族繁衍昌盛的需要。在这几个方面，医疗只是在第二个方面的需求上有所作为，而第二个方面的需求也不是说完全靠医疗和医药，也只是30%的需要靠医疗来帮忙，70%的需求还得靠医疗以外的"医养"和"医德"方式来调养了，这也就是我们常说的"三分治七分养"。然而，我们现在似乎把整个健康需求都寄托在医疗卫生体系上，以致政府和社会也把所有的人力、财力和物力都投入到了医疗卫生事业上。主观或武断地用强大的医疗卫生的生产供给来满足人们的健康消费需求。

总的来说，在亚健康、慢性病和老龄化大幅度上升的今天，医疗已经难以从根本上解决人们的健康问题，现实要求我们必须立足实际，另辟蹊径。这就要求我们必须转变健康观念，整合健康资源，从源头做起，对健康人群、亚健康人群和慢性病人群的健康状况进行监测、评估，提出健康指导和控制意见，让人们不生病，少生病，晚生病，小病不转成大病，从而降低疾病风险，维护和提高人的健康质量，节约政府和个人医疗支出。另外，应改变以医疗为主体的健康服务格局，形成以医疗卫生为基础，医养强生为核心，相关健康服务业全面发展的大健康服务体系格局。

（二）医疗服务作为健康消费商品的矛盾

当前阶段，医疗卫生工作中存在的基本矛盾一方面表现在群众看病难、看病贵的问题上，另一方面表现在医患关系不和谐、医患矛盾、医患纠纷、甚至医患冲突不断发生，从而成为医疗卫生事业中基本矛盾的另一种最突出的表现。而造成这种矛盾的根源其实就在于医疗服务与健康消费的商业交易。导致医患关系恶劣的原因主要表现在以下两点。

1. 医疗服务作为健康消费商品，使医患关系变成了商务关系

医疗服务具有特殊性，其本来是不应该作为健康消费需求的商品，更不应是单一的主导健康产品。因为，如果把医疗服务作为健康产业或健康服务产业来做，就如同把医疗服务当作"生意"来做了，那患者就成了医疗服务的消费者，医疗服务就成了供患者消费的商品。我们可以从两个方面概括医疗服务业的特殊性。

（1）医疗服务作为一种特殊的服务，它虽然能够满足患方（也即医疗服务的消费者）对疾病防治的基本需求，即能满足肉体和精神上的安慰或减轻身心痛苦的需要，同时也可以给病人带来附加健康利益和心理上的满足感及信任感。但它不易通过其自身的工具理性和人文理性使患者在购买前对其进行评估和感知，也无法对医疗过程和治疗结果进行预测。更何况，这种医疗服务对健康的价值连医院和医生都不能准确地做出评估或预测，只是笼统地认为医疗服务（治病）就可以使健康恢复（治愈）。其实，医疗与健康之间没有太大的共同利益关系，患者作为健康的主体，同时也是自身健康的第一责任人，所以对于医生有超过于自身客观健康状况评价的期待是极为不理性的，简而言之，患者总不能做到像对待一件玩偶的质量情况的相似态度来要求或保障自己的健康状况。

（2）一般商业服务的生产和消费是分开的两个过程，而医疗服务的生产过程和消费过程是同时进行的，即患者要直接面对医

护人员，直接参与医护人员提供医疗生产和服务的过程。也就是说，医疗服务产生的过程不仅仅需要医方的努力，更需要患方的参与和配合。也就是在医患之间的配合过程中，是双向的，是要一起相互了解、彼此互动的。医疗服务作为一种特殊的服务，在满足患者的时候，同患者自身内在的健康能力的发挥有密切的关系。如果把医疗只作为一种工具产品单纯地提供给患者，而忽略或缺少患者内在动力强大的自愈能力的利用，那健康的恢复就很难了。医患必须是一个互动互助的过程，它的特殊性就表现在这里。换言之，医疗服务的供需双方关系较之于一般商品或商业服务的供需是更为严肃的，"一手交钱，一手交货"的交易并不能完全概括医疗服务的"交易"实质。

现实情况是，当前已把医疗服务作为了一种消费产品，并作为健康产业来发展，如此一来我们的医生与病人之间的关系就发生了微妙变化，变成了一个真正的"一手交钱，一手交货"的场景，医患之间也就成为一种特殊的医疗买卖交易关系。首先是医生必须为医院赚钱，医生就得把治病当成一种买卖来做，把医疗当成一种消费，或者把医疗作为一种消费产品来提供或推销给患者，而患者购买这种消费品时有很多的不确知的东西，同时，患者愿意购买或消费医疗的目的是为了获得健康，而不是为了消费医疗而购买其服务的，这样一来，医患两者之间的共同目标或价值共同点是不一致的，简单说就是"医疗消费与健康恢复（或健康消费）两者的利益点没有什么太多的交集，如此医患之间的消费关系也就很微妙了。当医疗交易过后，如果患者没有达到预期的健康效果，就会导致医患关系极度紧张起来。所以说把医疗服务业作为健康产业也就成了导致医患矛盾的根源。

可见，简单地把医疗服务作为一种商业化、产业化的服务来体现（即交易或消费）是不妥的，也就是说，医疗服务业不能作为一般的健康服务业，更不应将其商业化和市场化来进行大力倡导和发展。当然，把医疗卫生事业作为健康事业（健康服务业）的一部分还是非常重要的，也是必要的。

　　然而,在现实中"医疗行业就是健康产业或医疗产业"的观念已经深入到医院和医护人员的心中,"患者就是医疗服务的消费者"的观念更是深入到医疗机构及营销者的心中。如此一来,医生和患者之间的关系就是一种赤裸裸的经济利益和商务消费的关系,医患之间的这种消费和交易行为乃至利益博弈,就是医患矛盾或医患冲突的根源所在,进而造成了社会的一个很不稳定因素,应该说,现如今的医疗危机和健康危机也与此不无关系。

　　2. 医疗服务作为健康商品,使医患价值诉求错位

　　(1)获得健康—治病救人。患者消费医疗是想要获得健康,而医生的职业只是治病救人。由于现在的医学和医疗理论是以"发现异常为出发点,减轻症状和纠正异常为目标"的还原论思想,这必然导致医生掌握的医学知识基本是"疾病"知识,其体现职业价值和经济价值的途径也就是"找病治病",而患者花钱的根本目的是为了获得健康,而不仅仅是为了治病而治病。

　　(2)"没病"—"有病"。患者花钱是为了"没病",医生要赚钱必须证明他"有病"。首先患者和医生之间的价值诉求上就有严重的错位。如果不能有新的理论支撑新的医学模式,结束这样的恶性循环,医疗改革就不会取得实质性突破。只有将医生的价值体现在"降低发病率",患者的健康水平切实得以提升,由受益者或由政府来捐赠或奖励医生或医院,才可以体现他们的职业价值。

　　(3)伦理关系错位。医生与患者之间的伦理关系严重错位必然导致医患矛盾凸显。因为患者不懂医学,当患者花了钱不能得到健康的时候,就会将这些原因归结为医生的职业道德瑕疵,必然产生怨恨。实际上,现在健康服务业的商业模式是:当顾客健康的时候,医生得不到任何报酬,这就是一个问题,需要重新设计研究。所以现在医学和医疗理论是支持医生证明"有病",以及治疗和干预的必要性和紧迫性。

　　总的来说,现代医疗方式是现代医学理论及其经营管理模

式。其中,医院是现代医学服务社会主体模式,其内在结构由现代医学理论所规定,呈现"科层化"格局,由"医疗、护理、医技"三大模块组成。现代医疗以医院为界面同社会相联系,医生并不直接面对社会。在现代医疗模式里,医生对医院负责,医院对社会负责。医院里的医生缺乏独立性,在独立性缺失的环境下,让医生践行医学社会责任是困难的;在这个逐利的市场经济社会背景下,单凭医生个体道德力量履行医学社会责任是苍白无力的。医疗行为绝不是单纯的商业行为,医疗行为内含重要的社会责任,而医生是医疗行为主体。医生不敢、不肯对患者及社会负责,已经不是个别现象。"医疗过度""过度医疗"以及"被病、被医疗"则是医院里的医生缺乏社会责任感的恶果,对此,虽然社会、政府看得真切明白却没有行之有效的措施加以制止。

（三）国民健康理念及健康消费观念现状

1. 国民健康观念和健康教育现状

我们的祖辈、父辈文化程度比较低,甚至有很多不识字,加上传播手段和途径比较落后,最简单的健康知识基本靠祖传口授,这些历史原因导致了我国国民健康素养的低下,健康知识和健康文化的贫乏。现在教育普及了,但是,中小学生甚至大学生也很难在课本上学到管用的系统的健康知识,大学生喜欢吃垃圾食品、抽烟、多盐、不运动等情况司空见惯,他们学的都是将来工作赚钱的知识,而没有学会怎么保护促进自身健康的知识和素养。所以在教育比较普及的今天,可以毫不夸张地说,大部分国民的健康素养基本上还是停留在比较低的水平。

2. 大健康需要政府和健康企业的共同努力

大健康需要政府的规划引导,更需要健康服务业的科研投入和诚信经营。以保健品为例,近些年来保健品企业总喜欢夸大宣传,以包治百病为噱头,吸引消费者,最后却因诚信问题失去消费者,造成恶性循环,既损害了企业的名声,又损坏了健康服务业的声誉。因此,政府应该加大监管力度,企业也应该加强自律,共同绘制大健康的蓝图。

二、医疗卫生与国民经济的矛盾

随着第二次世界大战的兴起,医疗卫生手段迅速成了人类健康的主导者,甚至成为整个健康事业的垄断者。然而,医疗卫生对健康的作用和贡献是较小的,相反它给人类健康和社会带来的危害却很大,尤其是它对国民经济的吞噬也是显而易见的。如今,医疗服务业仍作为健康事业的主体正在大肆地投入和扩张,这不能不引起人们的深刻反思和认真研究。

（一）医疗卫生对国民经济大量消耗的现状

由于现代医学科学带来的负面作用和影响,全世界范围内医疗开支在国家的卫生开支和CDP中所占的份额越来越大,甚至有拖垮国家财政的风险。

1. 医疗卫生费用占 GDP 比例越来越大

医疗卫生总费用从 2001 年的 5 025.93 亿元增长至 2017 年的 51 598.8 亿元,年复合增长率 15.67%,医疗卫生费用支出占GDP 的比重由 2001 年的 4.58% 增长至 2017 年的 6.2%,保持上升趋势。[①] 随着国家财力的增长,我国医疗卫生事业的改革和发展会进一步加大支持的力度。但是,这可能会继续加大国民健康危机和医疗危机。因为问题的关键不是加大医疗卫生支持力度就能很好地解决国民健康问题,相反,它更不利于健康的维护、恢复和提升,而应该是加大"医养强生"的投入和支持力度才对。

为此,如果中国不能够很好地实现从现代医疗卫生模式到医养强生模式的转变,即如果不把"与疾病做斗争为纲"的医疗卫

---

① 肖海峰. 钱从哪里来 从卫生总费用来源看医疗服务行业发展 [EB/OL]. https://www.cn-healthcare.com/articlewm/20181019/content-1036679.html.

生路线转移到"以健康建设为中心"的医养强生的发展道路上来，那医疗卫生（这场战争）的投入只能是越来越大，其医保和国家财政最终将不堪重负，是负担不起的。

2. 医疗卫生资源浪费情况严重

医疗卫生对国民经济的消耗和严重浪费很值得关注，所谓"消耗医疗"就是指医疗投入过大、医疗投资重复、医疗资源浪费严重等，一般认为："看病贵"和"看病难"的深层次问题是医疗资源的严重短缺（戏称"严重贫血"）和医疗资源的严重浪费（戏称"恶性肿瘤"）。其实，医疗投入或医疗规模过多过大了，医院规模越来越大，医疗技术越来越先进，致使疾病也是越治（打）越多，这就导致了看病难、看病贵。并且，医疗（战争）方式本身也存在巨大的消耗问题。

目前出现了重视医院建设，而轻康复机构建设的局面，且重硬件投资，轻软件配套，这是造成过度医疗的客观条件。从宏观上看，中国每年浪费的医疗资源超过政府财政在医疗卫生方面的投入，其巨大缺口当然是由那些不幸的患者承担。从微观上看，医疗资源的浪费表现在诊疗方法不合理、医院管理效率低下、医疗资源不均衡、药品流通回扣、高新技术滥用、特权阶层无效医疗等方面。

（二）居民家庭医疗开支费用越来越大

当前我国的医疗保险体系还很不完善，居民"看病贵，看病难"已成为严重的社会问题。无论是全民医保、全面覆盖，还是国家出钱或居民个人出钱医疗费用一直是居高不下，国家和个人都是承受不起的。因此，不应该把这种既不利于健康又消耗经济的医疗卫生模式作为发展国民健康事业的主体，或者说应该彻底颠覆医疗卫生统治人类健康事业的局面，转而从我国传统文化和传统医学中去寻找整体医学思想和医养强生的模式和方法，建立新的健康保障模式，走出一条有中国特色的健康发展道路是非常必要的,也是完全可行的。

（三）医疗卫生投入产出对国民经济的影响

社会发展的主要目的是促进国民生存和生活质量、人口素质和社会文明程度得到不断提高。经济发展不仅仅是指经济的数量增长和人均占有物质财富的增加,而且是经济和社会的全面进步。衡量一个国家的经济社会发展水平,不仅要看其人均国民生产总值的水平,更要看国民的健康状况。

一般认为,医疗卫生服务业在整个国民经济中是属于保护劳动力、提高国民素质和改善生活质量的产业部门。医疗卫生服务业在国民经济发展中的主要作用体现在以下几方面:（1）不断提高居民健康素质是社会发展的重要目标,是居民生活质量改善的重要标志;（2）健康是人力资本的重要组成部分,健康素质的提高可以促进经济的发展;（3）预防和减少疾病、残障,可以减少社会资源消耗,减轻经济负担,从而提高社会资源的配置效率;（4）医疗卫生行业作为重要的服务业,是安排就业的重要渠道;（5）医疗服务业可以带动相关产业的发展,特别是医药产业的发展。

可是,在我国各种疾病、伤残不仅给人民群众带来疾苦,造成劳动力损失,也造成高额经济负担,制约了经济发展,影响社会稳定。医疗卫生事业在保障国民健康和社会生产力发展的同时,也在很大程度上对国民经济资源造成了消耗。

医疗卫生服务业的发展虽然具有保护人力资源的作用,但其又必然要消耗国家的经济资源。从世界各国发展的情况看,医疗卫生服务业的发展与国民经济发展水平成正相关作用,也就是说,一个国家的经济发展水平越高,其医疗服务发展各方面就越完善。国民经济的发展使一个国家有能力为医疗卫生服务业提供更多的资源投入,但是一个国家的许多卫生问题又不是单靠经济增长就能解决的,甚至随着经济增长和生活水平的提高还会带来一系列新的更大的健康问题。因此,在经济发展的同时,必须重视推动健康事业的发展,同时促进医疗卫生服务业的适度发展,实现经济社会的可持续发展。

医疗卫生总费用是衡量一个国家或地区用于卫生领域的全部投入的货币表现,它是一个国家卫生事业发展的总量指标。从生产的角度看,卫生总费用反映了医疗卫生事业对国民经济增长的贡献,但是从消费的角度看,它也反映了一个国家在医疗卫生事业的经济负担,因为,如果医疗卫生资源配置不甚合理,且过高的医疗卫生投入不仅不能带来高水平的健康产出,相反还可能带来健康的负面效应,甚至对国家的健康发展带来危机或灾难,进而给国家的经济发展带来沉重的负担。

原国家卫生部卫生经济研究所卫生总费用研究室按照分配流向法测定,20世纪90年代我国卫生总费用占GDP的比重,从80年代的3.2%上升到1990年的4.64%,并进而上升到1999年的5.32%。长期以来我国医疗服务费用在卫生总费用中占76%左右的比重,而医疗服务费用占GDP的比重到1999年已经接近4%。[1]这一结果表明,在20世纪90年代我国医疗服务业有了较大的发展,但是我们从中也可以看出,90年代后半期以来医疗服务费用的增长速度加快。但是同期国民的健康水平反而下降,这一现象很值得我们反思,并应该加强研究分析。

诺贝尔经济学奖获得者、美国芝加哥大学经济史学教授罗伯特·威廉·福格尔于2001年6月在我国参加"诺贝尔经济论坛"会议期间作出预测,鉴于目前中国经济的飞速发展,到2030年,中国医疗消费将由目前在GDP中所占比重不足3%升至8.5%。[2]他认为如何把我国医疗费用占GDP的比重控制在一个合理的范围内并制定出它的发展方向,以减少人力资本的投入成本是个亟待研究的问题。早在20世纪90年代初,世界银行对中国经济考察时就指出,如果不提高卫生服务的效率和加强预防,则中国的卫生费用占国内生产总值的比重将高到不可想象的水平,即到

---

[1] 黄开斌.健康中国:国民健康研究[M].北京:红旗出版社,2016:60.
[2] 李卫平,钟东波.中国医疗卫生服务业的现状、问题与发展前景[J].中国卫生经济,2003(05):1-5.

2010 年为 10%,到 2030 年将高达 25%。[①] 这将给中国的经济发展造成极大的负担。

三、国民经济与国民健康的矛盾

改革开放 40 余年来,我国经济一直处于快速增长期,居民经济收入不断提高。自 2009 年启动新医改以来,国家投入了大量资金发展医疗卫生事业。但有很多资料说明,我国居民患病率正不断上升,就医人数不断增加,国民健康整体水平正在下降,这已是不争的事实。这个事实表明,在现实社会里,国民经济水平提高并不能成为影响国民健康长寿的主要因素。

(一)国民经济水平与国民健康水平矛盾突出

改革开放之后,我国经济和社会取得了快速的发展,政府财政在卫生医疗方面的支出大幅上升。然而,在刚开始时随着国民经济水平和国民生活水平的提高,国民的健康水平也随之提高,可当国民经济水平达到一定水平后,经济水平再增加而国民健康水平却出现下降,这一现象很值得思考研究。

1. 国民经济发展放缓及医疗卫生大规模投入之间的矛盾

国民经济水平的发展与医疗投入的增加存在着矛盾。由于看病贵、看病难的推动,医疗卫生行业的规模越来越大,财政投入也不断递增,这在经济高速增长的前几年,各地财政还可以投得起。但当我国经济发展进入新常态之后,GDP 增长速度放缓,产业经济面临调整,财政收入增长的速度也慢了下来,而卫生总费用的快速增长如果得不到有效控制,财政肯定会不堪重负,医疗卫生总费用的不断增长与财政收入放缓的矛盾会越加突出。

2. 国民经济发展与国民健康发展之间的关系

长期以来,我国在发展进程中呈现出了一系列矛盾:(1)由

---

① 黄开斌.健康中国:国民健康研究[M].北京:红旗出版社,2016:60-61.

于粗放型的国民经济发展方式带来的环境破坏和资源消耗而影响国民健康的问题；（2）由社会的激烈竞争和体制机制不健全造成的阶层分化和冲突增加、人们心理压力加大以及心理不健康的问题；（3）由政府职能转变不到位带来的公共卫生、食品医药安全等问题；（4）由收入分配结构不合理带来的国民健康不公平问题；（5）由城乡二元结构带来的人口迁移、空巢老人、留守儿童、留守妇女等民生或健康问题；（6）由健康保障体系缺失或制度不完善带来的看病难、看病贵、养老难和养老贵的问题，等等，这些都对我国国民健康状况造成了很大的影响。

我国人口众多，劳动力资源丰富，但这也造成了我国经济发展过度依赖人力资本，即长期依靠我国的劳动力低成本优势，忽视了产业结构的升级和劳动者权益的保护，使得我国在成为"世界工厂"的同时，劳动力的健康状况并未得到有效保护和显著提高。在一些地区和行业，劳动者的健康状况受到严重破坏，有效劳动年龄缩短，职业病增加，给未来几十年我国的国民健康保障带来沉重压力。

总的来说，我国国民经济增长模式与国民健康增长模式之间的矛盾日趋突出，而有利于国民健康的经济发展模式尚未形成。应该说在中华人民共和国成立之初，我国实行医疗卫生事业的国策是正确的，因为那时我国的经济发展很落后，人们生存的卫生条件很差，其中饥饿就是威胁国民健康的主要因素。后来，由于快速工业化和地区间盲目竞争、重复建设，导致产业结构落后，盲目追求经济增长的数量而忽略质量，能源资源消耗严重，生态环境受到严重破坏，食品和饮用水的污染引发了多种传染性疾病、中毒、慢性病。这些长期以牺牲自然环境和国民健康为代价来发展经济，进而会造成国民经济发展的原动力后续不足。现如今我国的国民经济情况已发生了很大的转变，如果我们还执行这项医疗卫生的国策和经济发展模式就有些不合时宜了。虽然，我们也早已提出要发展所谓的"大健康产业"，但还是以医疗卫生产业为主体，只是拼凑了一些低端的保健养生和健康管理等方式或方法。

我国的大健康产业正处于初创期，其健康产业只占到中国国民生产总值的 4% ~ 5%，所以，大健康产业未来发展空间巨大，健康产业可望成为拉动国民经济发展的巨大动力。2015 年国家才把"健康中国"明确纳入国家发展战略并进行筹划，所以对健康服务业及支撑产业还没有总体规划，更没有具体实施意见，其边界和功能定位等还不明确，导致现在人们对发展健康服务业在经济社会中战略意义的认识还不够清晰，不够到位。人们仍然把医疗卫生服务业作为整个大健康产业的主体来看待，并大力投入和发展着，以致国民的健康水平存在着不升反降的隐患。

（二）医疗大规模投入与国民健康水平下滑的矛盾

随着科技和社会的发展，尽管我们将全部的力量都集中或大规模地投入到了现代医疗卫生体系上，以此来发展对疾病的诊断和治疗，采用各种高端的仪器和设备诊断疾病，把表面和隐藏的"敌人"都找出来，然后试图用各种各样的现代化手段来消灭它们，但是其结果却不尽如人意。一些常见的慢性疑难病症不仅没有被消灭，反而越来越多；很多疾病不仅没有被控制，相反发病率越来越高，而且还呈现出年轻化的趋势。例如肿瘤、心脏病、糖尿病、高血压、高血脂等病症，尽管治疗它们的手段发展到了所谓的基因分子水平，所用的药物也五花八门，但其发病率仍然没有降低的趋势。

而且，目前阶段医学对其中绝大部分疾病原因的认识不是很清楚，发病机理弄不明白，治疗受到制约，导致它们成为引起死亡的最主要因素。近 20 年来，我国癌症发病率一直处于上升趋势，且死亡率上升了近 30%，居死亡原因之首。还有大家最熟悉的高血压也是无法控制。心脏病及糖尿病的发病率不仅越来越高，而且还呈现越来越年轻化的趋势。对于这些慢性疑难疾病，现代医疗卫生事业还没有很好的解决办法，一旦患上这些疾病，将终身服药。这就是生物医学科学在"努力找病，除恶务尽"的思想指导下，导致了"除恶不尽，再添新病"的局面。

2012 年 12 月 26 日中华人民共和国国务院新闻办公室发布

的《中国的医疗卫生事业》白皮书中指出：伴随中国工业化、城镇化、老龄化进程的加快，居民慢性病患病率、死亡率呈现持续快速增长趋势。相关资料显示：我国慢性病发展的历程，1993年到1998年呈现出下降趋势，这可能是因为这一时期经济的发展与人民生活水平的提高，促进了人民健康水平的提高；可是从2008年以来，慢性病却呈现出大幅度增长的趋势，其中的原因除了人民生活水平的提升导致不健康的饮食与不良行为普遍流行外，我们认为，这个时期医疗卫生的大肆投入及滥用，与慢性病大幅度增长之间不能说没有关系。

国民经济发展了，医疗卫生投入规模不断扩大，而国民的健康水平却呈现出持续下滑的倾向。可见，国民经济的发展到达一定程度后并不能带来人民身体健康水平的提高。从这一矛盾趋势来看，国民经济增长并随着加大医疗卫生投入，对健康而言却出现负效应。这里存在严重的问题，既有管理体制上和所有制结构上的问题，也有资源配置机制和机构运行效率的问题。但我们认为，更是医疗卫生发展的"过度"问题，以及健康发展方向性的选择性错误，或方式原则性错误的问题，因此，我们应该很清楚地认识到"医疗卫生服务"对健康的贡献是很有限的。

目前，党中央国务院很重视医疗卫生事业的发展和建设，不断加大医疗卫生的财政投入，促进了我国医疗卫生事业的发展。然而，单纯医疗卫生事业的发展达不到提高广大人民群众的身心健康素质的目的。该警醒的是，我们要想获得真正的健康就必须另寻医疗以外的方式和方法。

（三）国民健康水平下降的根源

国民健康状况并没有因为国民经济增长而提高，相反却呈现下降趋势不得不引起我们认真研究和深刻反思。

中华人民共和国成立以来，我国就确立了医疗卫生事业肩负着维护国民健康主体责任的重任。此医疗卫生模式是在现代医学（西医）的理论思想指导下建立并发展起来的。而现代医学是百年前传入我国,现如今居于我国健康事业的主导地位已有半个多世纪,且广泛而深刻影响或主导着国民健康。国民健康状况的下降风险,与现代医学及其医疗模式之间有着密切的关系。

截至目前,我国医疗卫生体制一直是处于主导地位,其相关制度是以现代医学为核心而建立。现代医学与医疗体制、医疗制度构成一个牢不可破的首尾相顾的闭合系统,互为加强。在这个系统中,国家机器为媒,现代医学同体制联姻合力将患者"驱赶"到医院:现代医学观念将患者"引"向医院,医疗体制——医院模式下分级管理将患者"导"向医院,医保、新农合等相关保障制度将患者"驱"向医院。患者到了医院,常常得不到维护健康的有效服务;不到医院,又无处可去。现代医学和医疗体制先天不足就是"轻健康"而"重疾病",这无疑不仅不能够满足国民的健康需求,而且还对健康造成了更大的潜在危害和风险。

现代医疗卫生事业发展到今天,虽然取得了很大的成功,对治疗人类的疾病做出了一定的贡献,但同时,现代医疗卫生事业在生物医学科学"努力找病,除恶务尽"的思想指导下,已酿成了疾病增多、费用增多、医患矛盾多、质量信誉减少的"三多一少"的类似"糖尿病"一样的医疗危机。这不能不引起广大民众尤其是医务工作者和政府相关主管部门的深思。

第二节　国民健康的主要威胁因素分析

一、生存方式问题对健康的危害

(一)生存环境问题对人体健康造成的危害

1. 自然环境对健康的影响

(1)大气污染问题给人体健康带来危害

大气污染是指大气中一些物质的含量达到有害的程度,以致破坏人和生态系统的正常生存和发展，对人体、生态造成危害的现象。大气污染可以通过呼吸系统进入人体，也可以通过接触皮肤、眼睛等部位危害人体。大气污染物复杂，有害物质的特性也有很大差异。大气污染的危害性包括急性中毒、慢性呼吸系统疾病、重要机能障碍以及其他系统疾病。此外，全球气候的变暖对人类健康也有直接或间接的影响。

（2）土壤污染问题给人体健康带来危害

土壤是各种污染物的最终"宿营地"，世界上90%的污染物最终都滞留在土壤内。土壤污染造成有害物质在农作物或税种积累，并通过食物链进入人体，从而引发各种疾病，最终危害到人体健康。

土壤环境质量受多重因素叠加影响，我国土壤污染是在经济社会发展过程中长期累积形成的。工矿业、农业生产等人类活动和自然背景都是造成土壤污染或超标的主要原因。

土壤污染物对人体健康影响的主要因素有：重金属污染对人体健康的影响；残留农药对人体健康的影响；病原体对人体健康的影响；放射性物质对人体健康的影响。

（3）水质污染问题给人体健康带来危害

水是人类赖以生存的物质基础，人一时一刻也离不开水。当污染物进入河流、湖泊、海洋或地下水等水体后，其含量超过了水体的自净能力，使水体的水质和水体底质的物理、化学性质或生物群落组成发生变化，从而降低了水体的使用价值和使用功能的现象，被称作水体污染。水体病原体污染可以导致传染病的爆发。引发传染病的病原体主要来自工业污水、城市污水、医院污水和制革、洗毛、生物制品等加工废水以及牲畜养殖、屠宰污水等。水污染后，通过饮水或食物链，使人急性或慢性中毒。

（4）粮食生产问题给人体健康带来危害

粮食在种植、加工、包装、储存、运输、销售等环节，都会受到各种各样的有毒有害物质污染。这些有毒有害物质的来源也是多方面的，可能来自环境污染，也可能来自生产加工过程，有的则是粮油本身存在的(如棉籽油中的游离棉酚)。粮食污染已经严重威胁到人们的健康。

（5）水产养殖问题给人体健康带来危害

当前,水产养殖中危害人体健康的主要因素是抗生素。抗生素我们都不陌生,因为很多病都需要用到抗生素来治疗。不过抗生素同时也有耐药性,使用越多,效果越不明显。除了我们自己治病需要用到抗生素以外,现在水产养殖中的抗生素滥用情况也很严重,我们在被动地摄入大量抗生素,影响着我们的身体健康。

（6）牲畜饲养问题给人体健康带来危害

牲畜饲养对人体健康的影响也是不可低估的。主要体现在抗生素等药物喂养及牲畜饲养废水的污染危害人体健康。

第一,抗生素等药物喂养对人体的危害。鸡、鸭、牛、羊、猪等牲畜家禽的饲养者,因为害怕发生瘟疫,在饮料中加入杀菌剂及抗生素类药物。这些残留在禽畜体内的抗生素与杀菌剂,容易引发人体的过敏,出现荨麻疹、气喘等过敏症状。长期使用抗生素,更会使鸡鸭、牛、猪、鱼等肠道中的有毒细菌不断进化,最后变成具有抗药性的超级细菌,并随着这些动物的粪便到处传播。有的饲养者为了使饲养的家禽、家畜长得快,有时会在饲料中添加类似荷尔蒙的药物,人们若是长期食用含有荷尔蒙残留物的肉制品,便很可能引发前列腺癌、乳腺癌、子宫肌瘤等病症。

第二,牲畜饲养及废水污染对人体的危害。随着我国经济快速增长和城乡居民生活水平的提高,畜禽养殖发生了巨大的变化,集约化畜禽养殖业成为牲畜饲养的主体。集约化畜禽养殖业的发展导致畜禽粪便污染严重,已达到固体废弃物产生量的多倍,畜禽粪便的二氧化碳排放量远远超过工业废水与生活废水排量的总和,已经成为我国污染的主要来源。

（7）森林匮乏问题给人体健康带来危害

森林是"地球之肺",是自然界的绿色宝库,是生态支柱。它不仅是人类生存发展的基石,而且在维持生态平衡、促进人与自然和谐、护佑人类生存与发展中具有决定性和不可替代的作用。

森林的破坏导致全球气候变暖、各种自然灾害频繁发生、多种流行病毒肆意传播，这些已经严重影响了人类的生存状况。

除上述几种主要自然环境要素外，地震、水灾、旱灾、火灾、暴风雨和气候变暖等极端气候对人类造成的伤害更不用细述了。

2. 社会环境问题对健康的影响

（1）竞争环境对健康的影响

随着社会的发展，人们生活发生了根本的变化，在市场经济的大潮中，工作竞争、生活竞争、学习竞争等竞争因素形成了社会竞争环境。在竞争环境中，竞争压力成为影响人们身体健康的主要元素。企业的竞争、行业的竞争、就业升职的竞争等，繁忙的工作令人身心疲惫，而老板给员工带来的诸多有形和无形的压力，也成为职场中人的心理包袱。这些心理包袱容易引得人心浮躁，经常失眠心悸、脾气变得暴躁，最后变成严重忧郁症、焦虑症，长期没有食欲。当一个人长期处于这种状态时，就可能诱发慢性疲劳、亚健康等心理疾患，如抑郁症、精神分裂症和自闭症等，甚至导致一些恶性案件发生，给病人家庭带来痛苦，给社会带来困扰。

（2）家庭环境对健康的影响

家庭环境是人们生存的重要组成部分，也是一个人成长的最基本的环境。家庭环境的好坏与人体的健康息息相关。家庭环境主要包括居室生存环境、家庭关系因素。

居室环境对人体健康的影响。居室环境与健康的关系已引起全世界的关注。室内空气中的颗粒物、一氧化碳（CO）、二氧化碳（CO_2），采用不适当的建筑材料和室内装饰物造成室内污染，室内家具办公用品、空调、电视、电脑、手机、微波炉、冰箱等引起的系列的电磁污染，以及家用化学物品，如杀虫剂、洗涤剂等的大量使用，都可能造成对环境的污染，从而损害人的身体健康。

家庭关系因素对人体健康的影响。家庭因素不但对人的身体健康产生很大影响，同时也对人的心理健康产生深远影响。尤其是对于幼儿，家庭因素对其身心健康的影响会更为突出。影响人们身体健康的家庭因素有家庭作息习惯、家庭饮食营养因素、家族遗传因素。其中，家庭遗传因素是对身体健康能够产生较大影响的重要因素，从当前的科学研究成果来看，在影响人的身体健康的诸多因素中，有15％取决于遗传因素，通常来说，父母寿命长，子女寿命也会长。遗传因素对人的健康起着重要作用。

（3）工作环境对健康的影响

工作环境指办公室的硬件环境建设，包括空气、视觉、声音、电磁辐射、空间布局等多种要素，它们对办公人员的身心健康均有重要的影响。工作环境的压抑对员工极易产生疲劳、焦虑，甚至抑郁症。

办公室的空间布局在一定程度上会对工作效率和心理健康水平产生不利影响。现在办公室多采取开放式办公布置，即所有员工都在一间没有严密隔墙的大房间工作，用各种帘、幕、屏风或花木充当屏障，没有任何视觉或听觉上的私密性。如果空间密度较大，会给人拥挤的感觉，严重影响工作效率和心理健康。

（4）信息环境对健康的影响

随着经济社会的快速发展，信息环境已经成为人们不可缺少的生活要素之一。从传统的人与人之间直接交流的信息时代转到书信、电话时代，再发展到今天的电影、电视、电脑、手机、报纸、杂志等信息时代，信息无处不在。信息环境影响着人的健康方向和健康行为，影响着人的喜怒哀乐。

信息无论对自己还是对他人都是一种刺激信号。它能表达各种各样的思想、情感、愿望、情境。俗话说，一句话能使人笑，一句话能使人跳。一个人得知佳音时，愉快欢乐；闻悉危境时，紧张不安；听到噩耗时，悲痛万分。说明信息刺激的性质与人的情绪活动有密切关系，对人体健康起着重要的影响作用。

（5）政策环境对人体健康的影响

社会政策对人体健康的作用。首先政策本身对国民健康的直接影响，这主要体现在政策是否公平公正，因为它关系到社会的和谐，如果不能和谐地生存和生活，自然也就影响到国民的身心健康问题,其次是健康风险评估机制,再次是相关政策措施制定,最后是监督落实。

国民健康风险评估机制是指制定的相关政策、法律法规、行为标准等对人们的健康风险指标要降到最低,如果超过了健康风险指标,对人的伤害将是不可估量的。比如:国家制定的《生活饮用水卫生标准》中就明确了对人体有害物质的限量。相关政策措施制定是人们健康生活的保护伞。有了政策措施我们在工作和生活中就有了安全感,比如说《劳动保护法》《食品安全法》《环境保护法》等。

（二）生存方式巨变对人体健康造成的危害

当今时代,汽车、电脑、手机、空调和冷饮,在给人们带来便捷和享乐的同时,也给人们的身心健康带来了潜在的危害。信息和竞争等生存方式的巨大变化,给人们的健康带来巨大的威胁。

1. 现代化设备对人体健康造成的危害

信息化、互联网时代,汽车、电脑和手机等工具改变了人们的生存方式,我们的脊柱开始"坐劳"了。长期保持静态坐姿导致静力性劳损,也称累积性劳损,也就是我们常说的"积劳成疾"了;人类由爬行到直立行走才不过200万年,即由脊椎（横梁）变为脊柱（立柱）的生存方式只有200万年时间,这对于生物进化来说是非常短暂的,很多结构还尚未进化完善。然而,人类在近100年来,特别是最近50年来,其直立起来的脊柱在这个汽车、电脑、手机时代而突然要变成为静坐和弯曲下来的生活状态,这就会给人们的身体造成种种的不适应。其形体结构遭受静坐劳损或长久的扭曲损害而导致失稳、失常,甚至错位,这正是颈肩腰腿疼痛、椎间盘突出症和所谓的亚健康综合征等发生的最基本因素。

2. 空调和冷饮对人体健康造成的危害

在这个空调和冷饮的享乐时代,我们因久坐而使劳损失稳的脊柱和久已失和的脾胃进一步遭受着雪上加霜的命运,内外寒湿的夹击和阻滞经络,以致其气血循行功能发生障碍,因而出现颈肩腰腿痛、酸胀及脾胃虚寒、纳呆、胀满等症状,这些风寒湿邪大肆侵犯劳损的软组织和脾胃肝肾等脏腑器官而造成大量的慢性病,我们称之为"寒湿生疾"。

青少年高度近视率和脊柱侧弯发生率呈急剧上升趋势,这些与长久坐立姿势不良,以及脊柱的运动不足有密切的关系。人们要么不运动,要么又过度运动。中国人传统的武术很少人再涉及,其实那才是最佳的运动方式,是人类对大自然最佳的运用。而竞技比赛运动反倒成了一部分人的最爱,这种过强、过度的运动给机体带来的伤害如果不及时修复,将会成为健康隐患。

3. 信息和竞争对人体健康造成了巨大威胁

信息时代,竞争日趋激烈,我们的脊柱和整个身心在高度的精神紧张、竞争压力、心理纠结、情绪焦虑下承受着煎熬,其大量的信息传递和竞争压力使得本已千疮百孔和疲惫拥塞的脊柱系统、脏腑系统和精神系统最终因"不堪重负"而崩溃,也就是其"网络通信系统"在不堪重负下而出现信息拥塞或信息紊乱,进而引发大量与脊柱相关的慢性病症或椎间盘病变等,亦即整个脊柱支撑系统的气血运行和信息通信因压力诱发而全盘紊乱,致使脊柱疾病及与之相关的慢性疾病有如"井喷式"地爆发了,这一现象我们可称之为"因压成疾"。可以这样说,当今社会虽然是一个信息社会,但大量信息传递的不是进步的文明,而是彼此之间的明争暗斗;激烈的竞争是为了金钱、权利、欲望,彼此之间越来越缺乏真诚。屈辱的灵魂在身体内挣扎,由此引发的一系列家庭矛盾潜藏在身体内,心灵的扭曲、心理的压力、思想的纠结、情感的压抑等,就是近年累积的一些隐患。

二、生活方式问题对健康的影响

（一）生活饮食习惯对健康的影响分析

改革开放以来，中国国民物质生活发生巨大变化。其中，饮食就是最大的物质享受之一，但同时也给国民自身的健康带来极大问题。

1. 日常饮食营养与健康的关系问题

食物不仅是生命物质基础，也是心理和智力物质基础。人类很多特征，如睿智或愚智、灵活或迟钝、急躁或温和、健康或疾病、长寿或短寿、声音洪亮或气若游丝、精神饱满或萎靡不振、抑郁或兴奋、强壮或瘦弱、高大或矮小、精神正常或失常等都与营养有直接关系。人类的常见食物不低于数百种，不同食物有不同的身心智健康促进作用。

健康是第一重要的，与健康有直接关系的营养知识在人类所有知识中应该排在首位。但实际情况是，很多人都把营养知识放在了很次要的位置，营养盲远多于文盲，营养素养缺乏是普遍现象，饮食缺乏科学依据，膳食搭配不科学，营养搭配不合理。

2. 保健品与健康

保健食品是食品的一个种类，具有一般食品的共性，能调节人体机能，适用于特定人群食用，但不以治疗疾病为目的。

保健品目前存在的主要问题是过多过滥，食用科学性不足。有些中药处方经过改头换面成了保健品。很多保健品的药性均在中药和食物之间，稍一过量就会产生新的疾病。有些保健品销售人员急功近利，经常夸大其作用。如此一来，保健品使用不当或过度使用也会给健康带来很大的危害。

3. 营养品与健康

营养品是指营养素制剂，用途是补充人体膳食摄入不足而缺乏的营养成分,改善身体营养状况,常见的有各种维生素和矿物质。

当前,营养品在销售和食用中存在很多问题:其一,钙片消耗量很大,但长期食用钙片容易产生结石;其二,矿物质食用大多缺乏科学依据,未经体检只是凭借简单的主观臆断就销售给顾客,且食用量也不够科学;其三,复合营养素或矿物质食用不够科学,缺乏个性化、科学性,每个人缺乏的营养素或矿物质种类和数量不同,不能所有人都吃样的产品。值得关注的是,某些营养素或矿物质摄入过量反而会致病;其四,安全性远不如食物。营养品中的成分在食物中都具备,因此,在实际生活中几乎不需要额外补充营养品,只要平时采用科学营养方法补充所缺食物,就不会造成营养缺乏。

（二）不良生活方式损害健康问题分析

不良生活方式是指不良吃喝、久坐熬夜、纵欲赌气和不爱运动等生活方式,这些方式慢慢地损耗着健康指数。

1. 不良生活方式对健康的危害

（1）酗酒对健康的危害。酒精极易伤害胃,导致胃黏膜受损造成胃溃疡。酒精对肝的伤害已成为共识,很多肝癌源于酗酒。酗酒也会导致骨质疏松,70% 的股骨头骨坏死源于酒精过量。

（2）吸烟和吸毒对健康的危害。吸烟有百害而无一利,过量吸烟,可导致咽炎、气管炎、肺气肿、肺癌等多种疾病。据统计,近年来吸毒人数在我国呈现不断增长的态势,每年增长人数约为36%。毒品会严重损害身心智健康,经常会引发自残、自杀等行为,甚至诱发犯罪,其给家庭和社会带来的危害不可小视。

（3）暴饮暴食不利于健康。暴饮暴食是很不科学的饮食习惯,会诱发很多疾病,如肥胖、胃病,甚至发生急性胰腺炎、糖尿病等。

（4）节食减肥或过度瘦弱损害健康。有些女性为了追求所谓的骨感美,盲目进行节食减肥。殊不知,过度节食减肥,可能会导致由于营养不良引起的全身性虚损,产生各种身心智疾病:内脏和大脑萎缩、疲乏无力、早衰减寿、闭经、不孕不育、免疫力低下、亚健康、发烧感冒、贫血、血糖低、头晕、心脏衰竭、智力下降、胃下垂、子宫下垂、情绪低落、抑郁症等,很多人为此付出惨痛代价。

2. 久坐和熬夜对健康的危害

（1）久坐对健康的危害

现在很多人,无论是学习还是工作,或者是上网,基本上一坐就是大半天时间,特别是上班族。长时间久坐不动,可能会产生腰酸背痛等身体不适的症状。久坐的危害主要表现在以下方面。

久坐损心:久坐少动,减少了人体对能量的消耗,对心脏的供血需求也有所减少,长此以往,可引起心肌收缩力减弱,从而为高血压、动脉硬化、冠心病和脑卒中等疾病的发生埋下了隐患。

久坐伤脑:久坐不动,会使人体的血液循环减缓,导致大脑供血不足,伤神伤脑,产生精神压抑,表现为体倦神疲、记忆力下降、注意力不集中。

久坐易得颈椎病:久坐俯首学习、工作,或是沉迷于游戏,会使颈椎间的平衡失调,颈部的韧带肌腱、腱鞘得不到应有的松弛,从而形成颈椎骨质增生、颈项韧带钙化、骨化,颈椎随之僵硬变直,由此导致不同类型的颈椎病发生。

久坐易得前列腺炎:男人久坐时,由于局部压迫前列腺,会造成局部血液循环不好,代谢产物堆积,从而使得前列腺管阻塞,腺液排泄不畅,造成前列腺慢性充血,进而引发前列腺炎。

此外,久坐不动还容易引发诸如便秘、痔疮、消化不良和肥胖、肺栓塞等多种疾病。

（2）熬夜对健康的危害

经常熬夜会造成人体免疫力降低,记忆力下降,容易发生眼睛周围血液循环不佳,还会引起失眠、健忘等,从而降低学习和工作的效率。

3.纵欲对健康的危害

规律的性生活有益身体健康,但如果性爱频率太高,反而会损害身体健康。古人认为"放纵私欲,不加克制,伤神损体"。过度的性生活,可能会给身体带来较大的危害。如乏力、嗜睡、腰疼、怕冷、不孕不育、记忆力下降、脱发、骨质疏松、早衰、肾虚、肾衰竭等。

房事次数多少因个人年龄和体质不同而异,原则上是以不影响第二天的生活和工作为宜。糖尿病、肾虚、强直性脊柱炎等病人更要节制。

(三)生活健康观念所致健康问题分析

当前人们错误的健康观念也是导致人类健康危机和医改难题的一个重要方面。因为这些错误的健康观念误导了我们的健康维护、健康恢复和健康提升的基本方向,以致把整个医学和人们的健康消费选择仅仅局限在了防病治病的医疗卫生上。

1.建立在生物医学基础上的健康观念是错误的

千百年来,我们的医学受唯物论思想的影响,一直是在防病治病,也就是我们一直在用"疾病思维",由"问题导向"来设计我们解决疾病的方案,寻找征服疾病的方法和药物,以致现代人们的健康观念深受这种生物医学疾病观的影响。

(1)以"疾病"为参照物来界定健康的错误观念

建立在现代生物医学模式(疾病医学)基础上的健康观念就是以疾病为主导,以防病治病为目标,所以,人们传统的健康观念也是"无病即健康"。其实,医疗卫生防病治病与健康的拥有和恢复没有太大关系,因而是非常错误的。而世界卫生(健康)组织的健康概念和理念也没有跳出疾病思维的束缚,其观念还是片面或局限的,且让人无所适从。建立在现代生物医学基础上功利性的疾病观,导致我们迫切地要去确诊疾病的结果以期快速治疗,反而弱化了人们对于健康的追求,人们只是追求"治病""没病",而非"健康"。

（2）早发现早治疗的健康教育也是值得商榷的

"早发现早治疗"这种教育虽然对某些危险的疾病早期干预有一定的帮助，但是把大量的本来并不危险的自我应激反应也都纳入到了疾病治疗范畴，导致过早治疗与过度治疗。甚至成为部分不良医生用来恐吓患者的借口。

由于疾病医学的哲学局限性，导致对生命本质和健康规律的认识局限性，因此在此思想指导下的健康教育和预防措施，导致干预范围扩大和过早过度治疗问题严重。这样造成的严重后果是国家医疗费用遭到严重浪费的同时，药物的滥用也危害了广大患者的健康。

（3）各种医疗信息或广告传播着错误的健康观念

我们研究发现，无论是医学图书、互联网上的医疗信息，还是生活中，人类历史上没有哪个时期的错误健康观念比现在更多。各种病因提法如下：湿毒是人体致病根源，宿便毒素乃万病之源，万病先排毒，万病由酸起，气乃万病之源，生气上火是万病之源，感冒为万病之源，糖尿病是万病之源，疲劳是万病之源，寒是万病之源，肠胃病是万病之源，慢性病发炎是万病之源，万病之源起于颈椎，肥胖是万病之源，血液污染是万病之源，缺水是万病之源，高血脂症是万病之源，人体酸性化是万病之源，空调是万病之源，肠道疾病乃万病之源，情绪变化和温度变化是万病之源，等等。

2. 过度依赖医疗、医药、医院和医生的健康观念

现代人普遍认为：有病去医院治病，没病就万事大吉，把健康的责任完全寄托在医院、医生和医药上。其实健康长寿是因为顺应了自然；生病短命是因为违背了自然。要想健康长寿不能靠别人，也不能靠药物，完全要靠自己。医生、医药只能是起帮助作用的。健康之责任也就不在医生和医疗机构，而在于自己。也就是健康要靠自己，且自己应对自己的健康负责。所以，健康不是

以有病没病来界定,而应该从生命的自组织以及心性情志的调控机制予以判定,健康的维护、恢复和提升也在于生命自身,也就是健康的自我掌控或健康的责任在自己,任何外来的医疗及其他手段都只能是次要的。

3.涉及心性和生死健康问题几乎被有意地忽视

我们总是更多地从最浅显的身体健康和心理健康或精神健康,以及社会适应上去看待健康问题,而忽视了生命健康更深层的主导因素,如意识、意志、智能、情志、欲望、善念、品德、灵感、性格、本性、灵性和性生活问题以及魂魄等心性层面的问题。

目前,大多数人都处于一种过度疲劳和心理焦躁中,如果单纯的体力上的疲劳但又不过度的话,倒是可以成为有利于健康的因素之一,它使人睡眠充足、胃口大开,倍增休闲娱乐以及工作生活的劲头。然而一旦过度的话,它就变成一种极大的危害,造成对人的身体以及心理上的巨大压力或负担。令人惊讶的是,这种疲劳最常见于生活在城市的人群当中,比起商人和脑力劳动者来说,工人和农民身上很少见到这种消极的、吞噬人的生活意志的疲劳。当然很多时候,我们也不必心存敬畏地以为这种疲劳是辛劳工作的结果。疲劳最为常见的原因是对兴奋的爱好。一个人如果把闲暇时间用于睡眠,他便会身体健康,但是由于他的工作是烦闷单调的,他觉得在自由支配的时间里有一种娱乐放松的需要。问题在于,最容易获得的、表面看来最吸引人的娱乐活动,多半是一种消磨神经的活动。而城市存在的目的之一也正是方便地提供了这类刺激的、令人兴奋的活动。兴奋并不是一种能够持久地给人带来幸福滋味的感觉。

但是,不幸的是越来越多的人(多为城市人)认为令人满足的欢乐可望而不可即,因而除非通过兴奋的刺激,否则生活就变得令人难以忍受。人们通过醉酒、乱性、暴饮暴食、通宵玩游戏、狂欢求得一时的欢愉,而这样的生活方式带来的自我安慰以及神经上的过度紧张与放松,事实上让人更加疲劳和烦恼。

另外，性生活作为人类生活的重要组成部分，它是每个人健康状态的标志，或者说是晴雨表，也是生活品质的象征。为此应该努力提高人们对于性生活在生命质量、健康状态和家庭幸福中的重要性认识，并不断提高性生活对于人们的健康和生命及生活质量的贡献度。

再有一个是生命观或生死观的问题，现代医学的生命观很局限，对整个生命的历程——生、老、病、死的研究不够全面，医学本应该是对生殖医学、老年医学、疾病医学和死亡医学都有所涉猎，但现代医学基本只是停留在疾病的研究上，尤其对"死"的研究和认识几乎是缺失的。以致人们对"死亡"不甚了解，只是充满了害怕、恐惧和迷茫，这种害怕死亡和恐惧的错误的生命观和健康观导致人们一有病就急于到医院寻求医疗救治，由于对疾病极度的恐慌和憎恶而忙乱地就医，或心安理得地去过度就医，接受过度用药，继而造成对健康不必要的危害。

由于不正确的生活健康观念和社会化的不健康生活方式，导致的必然是整个社会的病态以及与之相配套的医疗服务业的病态繁荣。值得警醒的是：现如今医疗健康产业如此受人追捧，并大肆地投入，这当然是巨大的经济利益的驱使，同时也有医疗凭借"科学"的强大优势在"唬"人，因为它可以一举歼灭一切疾病或者病症，的确也值得自负。健康产业的畸形繁荣正是错误的健康观念以及片面的健康文化直接或间接导致的结果。

总之，健康的钥匙不在医生的手上，而在百姓自己的手中，树立正确的健康观念、培养健康的生活方式，平时注意锻炼身体，坚持健康的生活方式，出现疾病的征兆及时发现、及时调适或就医，就可以把疾病消灭在萌芽里。

三、医疗方式对健康的危害和威胁

医疗在治病的过程中对健康造成的伤害或危害是不言而喻的，尤其是医生和药商都很清楚，在控制和消灭疾病的同时，很多医疗方式对人体正常的组织的伤害极大,所以,医源性疾病和药源性疾病是这个时代的两大隐患。

（一）医疗"治病"又"致病"

医疗方式是在西方医学理论指导下发展出来的一种主要医学实践行为之一（还有预防和保健）。

现代医疗方式在给人类健康带来福音的同时,更给人类带来无穷的恐惧伤害,甚至灾难。

1. 误诊误治等带来的损伤、致命

据世界卫生组织统计,因医院误诊和错误用药而导致死亡的人数竟然占疾病死亡总数的44%,也就是说,有将近一半的病人是被医药治死的。全世界每年因滥用药物误杀了数百万人命。

2. 对抗医疗"治病""致病"也抗命

"对抗医疗"是指本来许多疾病是可以通过"调和或生态方法"而自愈的,但是却施加了种种对抗性医疗措施,而其结果往往是"病没有治好,反而越治越坏了,还治出别的病来了"。随着生物学、化学、物理学的发展,"对抗医疗"就在百年前登堂入室了,并且以"循证"实验为基石,使"对抗医学"迅速变成一门"医学科学"。可遗憾的是:这门"科学"却有着致病甚至还致命的对抗性特质,它既治病又致病,从而使"看病难、看病贵、看病烦"成为事实。

由于对抗医疗在生理上导致患者自修复、自组织、自愈能力下降枯竭,以致自身健康能力差而容易罹患各种其他疾病,并给社会和家庭的负担加重。

3. 医疗造成的医源性疾病令人触目惊心

有人将医源性疾病的病因概分为十二个方面:诊断源性、药物源性、手术源性、创伤源性、放射源性、化疗源性、理疗源性、医疗用语源性、医院管理源性、交叉感染源性、预防措施源性、错误理论或实验引起错误疗法造成的损害。在这十二个方面中，仅药物源性疾病就足以使人们痛苦不堪。

据原国家卫生部统计：中国每年有 8 万人直接或间接死于滥用抗菌素，因此造成的耐药菌更是无法估量。据世界卫生组织统计，因误诊和用药错误导致死亡的人数占总人数的 44%。据有关资料，以色列医生 1973 年全国罢工一个月，1983 年全国罢工 285 天，两次罢工期间，以色列全国人口死亡率下降了 50%。[①]这间接地说明了医疗方式对生命的剥夺。

另外，外科手术给人类身心健康带来的痛苦和灾难比比皆是，而有些手术治疗是不可逆转的，机体再也无法恢复；还有很多不应该做的手术，却由于受经济利益的驱使而使患者走上了手术台，殊不知这些给患者及其家人带来的不只是经济上的负担，更严重的是身心的创伤或残疾。

总的来说，现代医疗卫生方式是既在治病，又在大量地制造或导致新的疾病，而且有时还在无形之中剥夺了患者的性命。

（二）医疗方式对社会造成的威胁

针对疾病防治的"医疗方式"不仅给我们的健康和生命构成了巨大的危害（如医源性疾病、药源性疾病和医疗事故等），而且也给国民经济和社会稳定（如医患关系）造成了严重的危害和威胁。

1. 过度医疗

过度医疗就是指超出需求的医疗服务，包括过度检查、过度治疗和开药等。导致过度医疗的原因有三点。一是医疗市场化：这使得医院的生存和发展依赖市场，强化了医院的趋利倾向，催生了"以药养医""以检养医"现象，让"看病贵，看病难"和"医患关系"雪上加霜；二是经济利益驱动：在我国既不合情又不合理的执业环境下，医生职业收入较低，其高技术、高风险与低收入的矛盾比较突出；三是医疗举证责任倒置的负面影响：医生为了

---

① 黄开斌.健康中国：国民健康研究[M].北京：红旗出版社，2016：120.

在可能发生的医疗诉讼中举证和免责,对患者进行了超出疾病本身的检查和治疗,也就是所谓的"防御性医疗"。

这些都是由于利益或"趋利"在起作用,以致"过度医疗"和"医疗过度"很严重,再加上医疗管理效率低下、医疗资源浪费严重等。所以,医疗方式正在大量蚕食人类社会经济发展的 GDP,使得个人家庭和国家都不堪重负,更造成了日益紧张的医患关系和矛盾冲突。

2. 医疗卫生误导了社会和政府

在这个科学高速发展的时代,一些科学主义者总以为科学是万能的,以致现代医疗科技也似乎被认为对待生命、健康和疾病是无所不能的。同时,由于受医学科学征服思想的支配,人们总是习惯性地认为,只要发现疾病就必须控制或消灭疾病,以为攻克了疾病就等于可以健康了。

实际上,医疗方式最大的作用和贡献只是"救死扶伤,治病救人",对于健康而言,它只是起到一种安全保障作用而已。因此,现代医疗是不可能完全满足社会日益增长的健康需求的。仔细想想我们不难发现,现代医疗卫生一直是把目光聚焦在疾病本身,其所有的诊疗工作都是围绕着疾病来展开,且很多时候为了根除疾病甚至"不择手段",这对患者造成的痛苦或危害更甚于疾病本身,它是在再造新病,成为最大的致病或危险因素。这种对疾病毫不留情的做法违背了医学的初衷,其对人类的健康利益带来了巨大的危害和威胁,甚至是个阴谋或陷阱。

在医疗卫生体系的每一个环节当中,医院就是抗击"疾病"的战场;医生也就是阻击"疾病"的战士;医疗器械是"伐病"的武器;医药是攻打"疾病"的弹药;整个医疗过程就是一场抗击"疾病"的战争;而医保则是给这场"战争"提供资金保障。整个医疗卫生体系就是这样把社会和政府都绑架上了一场场无休无止的抗击"疾病"的战争。

3. 医疗产业化和扩大化加重健康危机

随着我国经济市场化的推进，我国的医疗卫生事业也在新的经济发展模式下或新的刺激下走向产业市场化，并且其医疗机构（医院）以及白衣战士的数量更是几十倍的增加，也引发出一些问题。

第一，由医疗方式演变出来的健康体检机构也越来越多，由于人们对健康的关注和担忧，继而就更多地去做体检，而无论体检是什么结果，总会进一步去排查直至找出问题，进而去强制干预（所谓的健康管理）和治疗。而实际上，体检根本没有起到预防疾病和维护或提升健康的作用，反而将病人提前送进了医院，让他们提前吃药，提前做手术。

第二，由体检机构衍生出来的各种健康管理机构，也成了医院的合伙人，为医院带来更多的"生意"。在各种医疗方式及其相关机构合力"围剿"下，疾病或病人都被赶进了"战俘"（病人）集中营（医院）。被围困的"战俘"越围越多，集中营（医院）也就越建越大，越建越多，而"战俘"因不断被改造和折磨致使其自身的健康能力和意志力越来越虚弱。

总的看来，医疗方式是"既在治病，又在致病，有时还害命"，造成的医患矛盾也只会越来越大；其对社会财富也构成了巨大的损害或威胁，且整个医疗系统永远只能是处于"战时状态"，以致"医改"也一直是被"看病贵、看病难、看病烦"和"医患矛盾"这些"问题导向""问题纠缠"而不能自拔或迷茫。整个社会和政府的健康资源也都被医疗体系所占用了。这些矛盾和一些悬而不决的问题也正好充分说明了"用医疗卫生来统领发展的健康事业"是没有出路的。

疾病不是非要医疗的强制管理或过度干预，健康也不是靠管理就能得到的，健康是不断建设强大起来的；医疗方式对于健康治理是不理想的，医疗卫生方式只能作为防治和控制一些重大疾病或急性病的重要手段，且要知道适可而止，谨慎选择。

　　在现代医学和医疗观念主导下,国民个体健康问题正在演变成为社会性问题。面临着国民健康问题的诸多威胁因素,从生命个体健康维护到健康社会性问题的解决,我们需要建立全新的健康观和生命观,也只有重塑健康观念才能最终解决健康社会性问题,因此,是观念决定着人类健康。同时,应解构我国医疗卫生体系、重建大健康保障体系,也必须首先从转变观念开始,承认并尊重"文化多样性"观念,建立中医医养体系同西医医疗体系独立并存、相互配合"的具有中国特色的大健康保障体系和运行机制,加大力度发展我国的健康产业,这才是解决国民健康社会性问题的根本出路。

第三章　健康管理研究

健康管理是现代医学新学科与健康服务业新业态,当前在我国发展了十余年。随着我国经济的迅猛发展,人民物质水平的不断提升,健康管理满足了人们不断增长的多层次、多样化的健康需求,有效地应对了慢性病及其风险因素飙升。新时代,党和政府不断完善健康管理服务,满足人们的殷切期盼,是解决人们不断增长的健康需求与现行医疗健康服务不充分不平衡之间的矛盾的有效途径和根本举措。

第一节　健康管理的理论基础与创新

人类在同疾病斗争、维护健康的过程中,通过对疾病发生、发展过程的了解,对人生、长、壮、老、死的认识,以及社会经济的发展规律的探求,发展了疾病危险因素积累理论、需求理论、系统管理理论、健康投资理论等。这些理论的建立为健康管理的发展奠定了基础。

一、疾病危险因素积累理论

从健康到疾病,需要经过发生、发展的过程。对于急性传染性疾病,从健康到发病,甚至死亡可以是一个相对较短的过程,但是对于慢性非传染性疾病而言,这个过程大多会很长。比如一个健康的人从低危状态发展到高危状态;再到疾病早期,发生早期病变,出现临床症状;再到疾病诊断,产生并发症,这需要一个长期的过程,特别是在疾病被确诊之前,这个过程大多会是几年、十几年,甚至更长。而这期间诸多的健康变化是不容易被察觉的,并且各个阶段没有明确的划分指标,所以我们极易忽视,结果导致疾病的产生。在这个漫长的过程中,疾病危险因素逐渐积累。图 3-1 是疾病危险因素随着年龄的变化而不断增长。

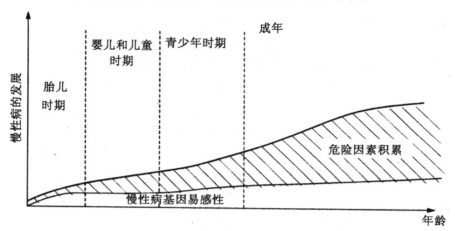

图 3-1　疾病危险因素随年龄变化[①]

糖尿病就很具有代表性。糖尿病的发病是一个缓慢的发展过程,从血糖值正常,到"糖调节受损",再发展至糖尿病,平均发病过程需要 10 ～ 15 年。而此期间,通过药物和(或)非药物的干预手段(主要是生活方式)进行积极防治,可以有效地延缓糖尿病的发生。如中国的糖尿病大庆试验:1986 年,国家卫生部组织医学专家在大庆开展了一个历时 6 年的试验。试验对 577 名诊断为葡萄糖耐量降低(IGT)的人群,采用随机分组、以单纯生活方式干预预防糖尿病。1992 年,研究结果首次证明,IGT 的生活方式干预治疗是一级预防的基础,以控制饮食、增加体力活动为主的生活方式干预,可使高危人群中的糖尿病的发病率降低30% ～ 50%。此后,美国和芬兰的糖尿病预防研究专家也开展了类似的试验和研究,都取得了相同的研究效果。

在疾病确诊之前,我们通过多种手段对导致疾病产生的主要

① 张开金,夏俊杰.健康管理理论与实践[M].南京:东南大学出版社,2013:6.

危险因素进行积极地干预、阻断或是减少危险因素，就很有可能推迟疾病的发生，甚至逆转疾病的产生及发展进程，从而起到健康维护的目标（图 3-2）。这是进行健康管理最基本的理论根据。

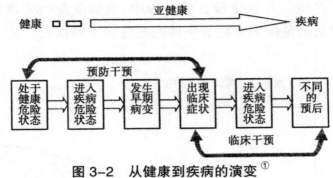

图 3-2　从健康到疾病的演变 [①]

二、传统医学理论

中医，中国传统医学，即祖国医学，是以《周易》"中道"的原理治病，使之恢复阴阳平衡，达到祛病疗疾目的的医术。

中医学是以中医药理论与实践经验为主体，研究人类生命活动中健康与疾病转化规律及其预防、诊断、治疗、康复和保健的综合性科学。其至今已有数千年的历史，拥有独立的理论和实践经验，在数千年的发展中为人类的健康繁衍做出了巨大贡献。从古至今，无论是从民族意义上讲，还是从地理意义上讲，中国人口数量总是最大的，除了政治、经济原因外，中医学的医疗保健对中国人口的数量和质量贡献可谓功不可没，其提出的多种理论与健康管理的思想有异曲同工之妙。最为常见的包括"整体观""辨证观""和谐观""平衡观""治疗观"，以及中医的养生观念。

（一）整体观

中医的"整体观"强调整体统一性，表现为人是与自然界、社会乃至整个宇宙相统一的；人自身的生理、心理、病理是统一的。

① 张开金，夏俊杰.健康管理理论与实践[M].南京：东南大学出版社，2013：6.

"天人合一"观点最早强调了"环境与人"的相互关系和相互影响。这可以说是最早的整体健康理论,与现代医学的大健康理论是一致的。

天人合一的整体观是中医学最基本的指导思想也是中医学的特色体现。中医学把阴阳五行学说、脏象经络学说作为指导临床诊疗、养生保健、防病治病的重要理论基础,是非常正确的。中国的健康管理与健康促进行动,必须把"天人合一整体观"作为核心理论。

研究中医必须"上穷天纪,下极地理,远取诸物,近取诸身,更相问难",做到"上知天文,下知地理,中知人事",在健康管理理论指导与健康促进行动的具体实践中,也必须旗帜鲜明地坚持。

这种天人合一的整体观具有完整的结构,普世的价值和永续的动力是中医理论体系的基石,不仅整体观贯穿于中医学理、法、方、药各个方面,同时还能面对新形势,发现并解决新问题。健康管理与促进理论作为新兴的学科,虽然有诸多的国际经验可资借鉴,但只有坚持天人合一整体观的指导,才能符合中国国情,体现中医特色,同时深入人心,步入健康可持续发展的正确轨道。

经典论述指出气候变化对人体生命活动有密切的影响。因此健康管理与促进的理论与实践,必须遵循日月星辰天地阴阳变化的基本规律,方能达到较高的层次与境界。

"四时刚阳者,万物之根本也。"从认识论的角度来看,健康管理与促进,必须做到"人与天地相适应",效法天地阴阳四时变化的基本规律。

（二）辨证观

中医的"辨证观"强调辨证施治,是中医诊断、治疗疾病、预防、养生实践的思维方法和过程。"同病异治,异病同治"。其非常强调病因的辨证,强调个性化原则。即使是相同的疾病,由于致病因素不同,要采用不同的治疗方法;相反,不同的疾病,由于致病因素相同,可以采用相同的治疗方法。

中医健康管理与促进坚持三因制宜的辨证观，是这一核心理论与实践的重要方法。辩证论治是中医学的特点之一。中医学认为，疾病的发生、发展与转归受多方面因素的影响，如时令气候、地理环境、体质强弱、年龄大小等都是其重要的影响因素。这就要求在治疗中须依据疾病与气候、地理、患者之者之间的关系，制定适宜的治疗方法，才能取得预期治疗效果，这是中医学的整体观和辨证施治在治疗上的体现。

就健康管理的理论与实践而言，西方群体性的方法值得借鉴，但突出中医特色，重视人体的体质、性别、年龄等不同，以及季节、地理环境的差异，用以构建具有中医特色的健康管理理论与技术方法，是当前迫在眉睫的工作重点。

根据患者年龄、性别、体质、生活习惯等个体差异，丰富完善健康管理理论与实践内容。因为不同年龄具有不同的生理和病理特点。小儿生机旺盛，但气血未充，脏腑娇嫩，患病易寒易热，易虚易实，病情变化较速；老年人生机减退，气血亏虚，患病多虚证，或虚实夹杂；壮年气血旺盛，发育成熟，脏腑功能趋于稳定，对各类疾病的抵抗力也强；男女性别不同，各有其生理和病理特点。妇女有经、带、胎、产等情况，必须加以考虑。一般人身体的素质多有强弱与寒热之偏等，因此在进行健康管理时要具体问题具体分析，因人而异。

根据季节气候的特点制定适宜的健康管理方案。四季气候不同，各季节的常见病、多发病的临床表现也各有其特点。考虑到四季气候的变化对人体的生理功能、病理变化均能产生相应的影响，在制定健康管理方案以及技术实施方法时，必须考虑到应适应四季气候的特点。

按照地域环境的不同，制定适宜的健康管理方案和适宜的技术方法。不同地区的自然环境，如气候、水土以及生活习惯，对人体的生理活动和病理变化有着不同的影响，健康管理方法也有所差异。气候寒冷、干燥少雨的高原地区，炎热多雨、地势低洼、气候潮湿的地区，某些地区还有些地方病，这些都应根据不同的地方特点,采用适宜的方法。

　　根据人的体质类型和证候特点,构建相应的健康管理理论,制定相应的健康管理与促进方法。王琦教授提出的"九种中医体质理论",传统中医的辨证论治理论都是我们制定健康管理与促进理论及实践的重要参考。

　　(三)和谐观

　　形神一体观是中医学的重要学术思想之一,体现了人体结构与功能的统一,体现了人体生物属性与精神意识属性的和谐。构建健康管理与促进的理论体系,推动与促进健康管理的技术操作方法,必须坚持形神一体观,从"形""神"关系出发,解释人体健康与疾病的本质,准确全面反映人体的状态变化。

　　对形神一体的关注,实际上是对生命状态变化的关注,真实又客观地反映疾病与健康的本质,也可以说是"以人为本,治病求本"的真实体现。形是生命现象的载体,亦即形体。广义的神是指生命活动的外在表观;狭义的神即指人的精神、思维和意识活动,包括人的七情(喜、怒、忧、思、悲、恐、惊)。

　　"形神一体"论强调人的形体和精神思维活动是一个统一的整体,"形与神俱,度日岁乃去""形俱神生""形神合一",实际上是中国医学整体观的另外一种体现、人的形体和精神思维活动在生理上相互依存,在病理上互为影响。人的健康是形体健求和精神思维活动健康的和谐统一,任何一方的功能障碍都不是真正意义上的健康,为了提高人类的健康水平,医护人员必须着眼于"形神一体"的整体人,健康管理理论的构建和健康管理实践促进作用的实施,应该时时刻刻关注于形与神的关系,进一步彰显人体本身不仅是和大自然和谐的统一整体,同时人的形体和精神也受七情等社会因素的影响,"形神一体"是健康的根本,也是健康管理与促进的核心理论之一。

　　"形神一体"论则说明人的生存环境不仅有自然环境,还有社会环境。人和社会也是一个统一的整体,人的精神思维意识活动以及情志变化都是对社会因素做出的积极反应。在生理状态下，人的精神思维以及情志都是五脏功能活动的外在表现，但是，外界因素的过度刺激和长期思虑过度，便会使机体造成损伤，影响脏腑的功能，由于其他病因导致的脏腑功能失常，也会产生不同的情志改变。

形与神俱的和谐统一是健康的根本，是健康管理与促进的终极目标，所有的健康管理与促进的理论与实践都应紧密围绕促进形神一体开展。

（四）平衡观

中医理论认为健康人应是平衡协调的有机体，人体疾病的产生就是阴阳气血气机升降平衡的失调失衡，中医治疗就是"谨察阴阳所在而调之，以平为期"。《素问·生气通天论》所说的："阴平阳秘，精神乃治。阴阳离决，精气乃绝"中的"平"与"秘"均是指平衡而言的。以阴阳为纲构建的平衡，就是"形与神俱"的身心平衡与健康，这是养生保健治疗的根本，也是健康管理与促进理论的核心。

正常机体在一定限度内通过自我调节，维持人体阴阳气血、升降出入的相对平衡。出现一定限度内的偏失，未成显著疾病的状态即为亚健康，进一步发展则称为疾病。阴阳失调、脏腑经络气血功能紊乱是亚健康产生的基础，也是疾病的根源，"阴阳平和"自然而然就成了健康管理与促进的理论依据与实践指导，纠正病理体质，防止病理体质的形成，保持"以平为期"是中医的优势，是健康管理与促进的根本目标。

中医"阴阳平衡即健康"的理念源于《素问·至真要大论》："谨察阴阳之所在而调之，以平为期"。从本质上来看，人体的脏腑、精、气、血、津液的充盈和功能协调的最佳状态，体现在整体就是健康。一旦这种平衡状态出现失衡，人体就会进入亚健康状态甚至诱发疾病。因此，通过健康管理与促进行动，从保持维护人体的平衡出发，使阴阳平衡，脏腑气血失调恢复正常，是健康管理与促进行动的重要举措。

从日常饮食生活来看,这种平衡观也应贯穿始终。《素问·藏气法时论》指出的:"五谷为养,五果为助,五畜为益,五菜为充,气味合而服之,以补益精气",是从饮食角度提出要营养全面合理,既要重视五味对人体的促进作用,又要防止五味太过而损伤五脏。这是以平为期的平衡观在日常生活中的具体体现。

此外,中医的运动、气功、导引吐纳、情胜疗法等都贯穿着平衡观思想。"法于刚阳,合于术数,饮食有节,起居有常,不妄作劳"总以适合个体为度,以"阴平阳秘"准则。

（五）治疗观

"治病求本"是中医学的重要治则。但是,"治病求本"的核心内涵是坚持"以人为本",这个理念应该贯穿于健康管理与促进行动的始终,同时也是从事中医一切工作必须坚守的准则,也是健康管理与促进的核心内容。

以人为本是科学发展观的核心,也应该成为健康管理与促进的根本宗旨与核心。医学模式的转变,从关注人体的疾病向关心生病的人的转化,是人本思想突出体现。因为人是发展的根本目的,我们提出以人为本的健康管理发展观,目的是以人的发展统领经济、社会发展,是经济、社会发展的结果,这是构建和谐社会,实现"中国梦"的重要举措。坚持以人为本的健康管理与促进理念,就是要以实现人的全面发展、身心健康为目标,将身心健康的成果惠及全体人民。

中医"治病求本"之本在核心理念与价值观上,和"以人为本"不谋而合,殊途同归,把两者落实到健康管理工作中去,是非常好的契合点,也是当前学术界亟待探讨的问题。

就健康管理与促进而言,"治病求本"应该包括两方面的内容:一是要寻求出病症的本质或者说影响健康的关键危险因素,然后针对其本质进行针对性治疗和精准精确的干预调控与预防;二是要"以人为本",根据病情选择"治病救人"或"留人治病"，既关注人患的病，更重视患病的人，这是中医学的重要特质。如果脱离了"以人为本"，中医学就会变成彻头彻尾的"疾病医学"。

"以人为本"还是健康管理与促进行动的重要工作思维方式，是以人为"根本"服务目标的一种先进理念。实际上，中医学无论是治疗疾病，还是养生保健，处处都贯穿着"以人为本"的思想理念。可以认为"以人为本"是健康管理与促进的灵魂。这就要求每一位从事医疗卫生以及健康管理与促进的工作人员，既要治病更要治人，更要管理好健康的人。如果不了解这一点，一切以疾病为核心，以治疗疾病为唯一目的，有时容易造成病未愈而人先亡，病情虽然减轻但身心健康状况每况愈下，日益加重的悲惨结局。

中医诊疗重视"不失人情"。就健康管理与促进理论与实践而言，"不失人情就是以人为本也"。如何把"治病求本"落到实处是当前和今后一段时期内我们重点研究的课题。

（六）养生观

中医养生是中医学中重要的组成部分，其是通过各种方法颐养生命、增强体质、预防疾病，从而达到延年益寿的一种医事活动。主要包括：饮食养生、四季养生、房室养生、浴疗养生、功法养生等等诸多养生方法。在健康管理策略中生活方式管理使用的干预手段，在中医养生中基本均能找到原型，如膳食干预、运动干预、心理干预、康复干预、药物干预。

同时中医还特别重视生活方式与健康的关系。《黄帝内经·素问·生气通天论》的"膏粱之变，足生大疔"，《黄帝内经·素问·宣明五气论》中的"五劳所伤，久视伤血，久卧伤气，久坐伤肉，久立伤骨，久行伤筋"，讲的都是不良生活方式对人体造成的损害。

三、需求理论

人们总是在力图满足某种需求,一旦一种需求得到满足,就会有另一种需要取而代之。大多数人的需要结构很复杂,无论何时都有许多需求影响行为。一般来说,低层次的需要基本得到满足以后,它的激励作用就会降低,其优势地位将不再保持下去,高层次的需要会取代它成为推动行为的主要原因。也就是说,只有在较低层次的需求得到满足之后,较高层次的需求才会有足够的活力驱动行为。人要生存,其需要能够影响他的行为。只有未满足的需要能够影响行为,满足了的需要不能充当激励工具。

人的需要按重要性和层次性排成一定的次序,从基本的(如食物和住房)到复杂的(如自我实现)。马斯洛理论把需求分成生理需求、安全需求、感情需求、尊重需求和自我实现需求五类,依次由较低层次到较高层次。当人的某一级的需要得到最低限度满足后,才会追求高一级的需要,如此逐级上升,成为推动继续努力的内在动力。需要是健康管理产生的动力。

（一）生理上的需要

这是人类维持自身生存的最基本要求,包括饥、渴、衣、住、性等方面的要求。对食物、水、空气和住房等需求都是生理需求,这类需求的级别最低,如果这些需要得不到满足,人类的生存就成了问题。在这个意义上说,生理需要是推动人们行动的最强大的动力。马斯洛认为,只有这些最基本的需要满足到维持生存所必需的程度后,其他的需要才能成为新的激励因素。一个人在饥饿时不会对其他任何事物感兴趣,他的主要动力是寻到食物。

（二）安全上的需要

安全需求包括对人身安全、生活稳定以及免遭痛苦、威胁或疾病等的需求。安全需求表现为安全而稳定以及有医疗保险、失业保险和退休福利等。马斯洛认为，整个有机体是一个追求安全的机制，人的感受器官、效应器官、智能和其他能量主要是寻求安全的工具，甚至可以把科学和人生观都看成是满足安全需要的一部分。

（三）感情上的需要

感情上的需要包括对友谊、爱情以及隶属关系的需求。一是友爱的需要，即人人都希望得到爱情，希望爱别人，也渴望接受别人的爱；需要有伙伴、同事，并保持相互间关系融洽、友谊和忠诚。二是归属的需要，即希望成为群体中的一员，并相互关心和照顾。在马斯洛需求层次中，这一层次是与前两层次截然不同的另一层次。感情上的需要比生理上的需要来得细致，它和一个人的生理特性、经历、教育、宗教信仰都有关系。

（四）尊重的需要

尊重需求既包括对成就或自我价值的个人感觉，也包括他人对自己的认可与尊重。尊重的需要又可分为内部尊重和外部尊重。内部尊重是指一个人希望在各种不同情境中有实力、能胜任、充满信心、能独立自主。外部尊重是指一个人希望有地位、有威信，受到别人的尊重、信赖和高度评价。有尊重需求的人希望别人按照他们的实际形象来接受他们，并认为他们有能力，能胜任工作。他们关心的是成就、名声、地位和晋升机会。马斯洛认为，尊重需要得到满足，能使人对自己充满信心，对社会满腔热情，体验到自己活着的用处和价值。

（五）自我实现的需要

自我实现需求的目标是自我实现，或是发挥潜能。这是最高层次的需要，它是指实现个人理想、抱负，发挥个人的能力到最大程度，完成与自己的能力相称的一切事情的需要。也就是说，人必须干称职的工作,这样才会使他们感到最大的快乐。达到自我实现境界的人,接受自己也接受他人,解决问题能力增强。自觉性提高,善于独立处事,要求不受打扰地独处。马斯洛提出,为满足自我实现需要所采取的途径是因人而异的。自我实现的需要是在努力实现自己的潜力,使自己越来越成为自己所期望的人物。

按马斯洛需求层次理论假定,人们被激励起来去满足一项或多项在他们一生中很重要的需求。更进一步地说,任何一种特定需求的强烈程度取决于它在需求层次中的地位,以及它和所有其他更低层次需求的满足程度。马斯洛的理论认为,激励的过程是动态的、逐步的、有因果关系的。人们总是优先满足生理需求,而自我实现的需求则是最难以满足的。

四、系统管理理论

系统论是研究系统的一般模式、结构和规律的学问,它研究各种系统的共同特征,用数学方法定量地描述其功能,寻求并确立适用于一切系统的原理、原则和数学模型,是具有逻辑和数学性质的科学。在健康管理中,对疾病的预测、风险因素的评估就是应用了系统论的指导思想,在复杂的各种危险因素中寻找主要危险因素,通过主要危险因素的整合,确立适用于具有相同健康信息的人群的患病风险预测,并将此表达为数学模型。如国家"十五"攻关课题项目"冠心病、脑卒中综合危险度评估及干预方案的研究",其能够准确地从人群中筛查出潜在发病的高危人群,从而积极有效地加以干预。

系统论的基本思想方法,就是把所研究和处理的对象当作一个系统,分析系统的结构和功能,研究系统、要素、环境三者的相互关系和变动的规律性,并优化系统观点看问题。世界上任何事物都可以看成是一个系统,系统是普遍存在的。

系统论的共同基本特征是整体性、关联性,等级结构性、动态平衡性、时序性。其核心思想是整体观念。在健康管理中服务管理的整体性、整体健康观念、健康危险因素之间的相关性、疾病与健康的动态平衡发展、不同阶段实施不同的健康管理服务等等，都体现了健康管理的基本特征。

按照系统控制理论，系统运行的品质取决于它的能控性和可观测性。简单地说，可控性差的系统是不可能调整到我们所需要的满意程度的；而一个可观测性差的系统就更谈不上可控了——我们无从观测到原因，也无从观测到结果，控制就无从谈起了。所以，为了强化对顾客健康风险的全过程的监管控制，需要在第一时间、第一现场、获取第一手资料和信息，需要对获取的大量健康信息和服务管理信息进行数据加工。这就是健康管理的信息化监管平台。群体健康管理的基础或载体是建立在健康管理服务网络平台和信息化服务管理平台之上的，前者是无微不至的健康管理服务的提供者，后者是无所不晓的信息服务工具和监管手段，二者缺一不可。

今天系统论与控制论、信息论，运筹学、系统工程、电子计算机和现代通信技术等新兴学科相互渗透、紧密结合，这使得健康管理更是如虎添翼。电子信息技术、系统工程、信息论、控制论使得健康管理服务更加系统化、标准化、量化、个性化。如目前使用的各种慢性病防治系统，就是充分利用物联网技术，将慢性病患者的体检指标信息、运动信息、膳食信息、心理评估信息、医疗服务信息收集、评估，最后对慢性病患者依据评估进行健康干预，管理慢性病病人。

第二节　健康管理的现状与实践研究

客观地分析健康管理的现状与发展前景，是准确把握健康管理的现实状况，有效促进本学科建设，大力推进该项事业向前发展的前提。

一、我国健康管理的现状

（一）我国健康管理的发展现状

健康管理作为一个新兴学科,作为国家级的一个新职业,已被我国政府的相关部门确认,并已开始进行职业审批、人才培养、技术开发。在北京、上海、广州等一些大城市出现了上百家健康管理注册公司,生活质量和身体健康的问题开始被提到议题上来,甚至成为一部分人的热门话题。但是从全国所有的地区和全体人群来看,健康管理应该说还只是在局部的和部分的。

（1）人们的健康意识还有差距,对健康管理的认识更是淡薄,绝大部分人还没听说或根本还不能接受此概念,所以在我国还没有形成一个现实的健康管理的需求市场。这主要是因为我国幅员辽阔,人口众多,人们对健康及其重要性认识还有差距。而健康管理是个外来概念,开始这些年还大多在社会上层酝酿和进行学术研究,在一些相关部门进行探索和从事基础建设,在部分相关机构、团体和部分"先知先觉"者那里进行科研、实践和推广,而在全国范围并没全面推开,没能成为全国的主流思想和舆论,没能成为全国主流媒体的中心内容。

（2）社会的相关部门和团体对健康管理的认识有的还不到位。有些部门的工作和健康管理直接相关,甚至有些企业的发展能直接从健康管理中受益,但是其管理者对此不感兴趣;有的管理者从理论层面认识到了其重要性及意义,但不愿纳入具体实施,致使健康管理实践在一些地区和领域举步维艰。

（3）就健康管理自身而言,一切可以说都处于初始阶段。首先,从学术和理论层面讲,迄今在我国并没有一支从事健康管理研究的理论队伍,没有多少理论成果。因为我们的实践活动还十分有限,所以不可能产生很多来自实践经验总结的理论成果。这样就更谈不上构建完整的理论体系。其次,从实践层面讲,真正能够从事科学的健康管理工作的机构或企业实体，可谓凤毛麟角，为数不多。这种实践活动大多还处于科研实践或探索阶段。究其原因是，真正能够从事健康管理的专业人才还刚刚开始培养，人才奇缺，没有形成一支队伍；技术开发也为时不久，其硬件和软件技术都还不够成熟，技术管理和相关操作人员的素质还有待提高；最后，健康管理作为社会上的一个独立行业还没有形成。

因此，健康管理在我国还只是处在"萌芽"或"幼芽"阶段。在一些发达地区或大中城市，它已破土而出，可称为处于"幼芽"阶段，而就全国大部分地区来讲，还没有出土，只能称处于"萌芽"状态。

（二）我国健康管理的发展前景

在发达的国家，健康管理深受人们的欢迎。因为她能够给国家带来生机和活力，能给人民带来幸福和快乐，人们无不欢迎她！而在我国，这个"天使"目前还只是处在"胎儿"和"襁褓"之中。但是，我们完全有理由相信，这个"胎儿"或"婴儿"将很快成长为人人欢迎的美丽天使。所以我们应坚定地相信，健康管理在我国前途广阔，前景是十分辉煌的。

1. 从健康管理自身的性质看，它是一项利国利民的事业

（1）它是一项利国的事业。之所以说它是利国的事业：其一，综合地讲，健康管理能促进人民的健康，而人民的健康是国家的强大社会资源，是最宝贵的生产力，是推动社会发展的最重要力量。我们都知道社会生产力是推动历史前进的根本动力，人是生产力中最具能动性的因素，而健康则是人发挥作用的重要基础和条件。有了健康的体质，人的社会功能才能更有效发挥。其二，具体地讲，健康管理能够提高国家的经济实力和竞争力。经济实力和竞争能力，是衡量一个国家经济发展水平的重要因素。国家经济的发展有赖于各个具体企业的发展和活力，社会全体职工的

健康将直接影响国家经济的发展速度和活力。而健康管理能够促进劳动者的健康,使其能够以充沛的精力投入工作,从而大大地推动国家经济发展,提高国家的经济实力和竞争力。其三,它能提高社会文明程度、综合实力和国家总体形象。健康管理旨在促进全民健康,这一工作的深入开展必将推动我国医学科学、社会科学以及人类学等科学的发展,必将大大推动全民健康水平的提高,国家的公共卫生管理将改观,人民的精神面貌将焕然一新,整个社会的文明程度将会登上一个新的台阶,进而提高国家的综合实力和总体形象。

（2）它是一项利民的事业。说它是利民的事业,首先,因为健康管理的直接功能是为广大人民群众防治疾病,维护和促进全国公民的身心健康。患病的人深知,大病当头,阳光也不再明媚,春风不再和煦,久病床前无孝子。而健康管理则可以防治病魔,送来健康,使人免受疾病之苦,并给人们带来幸福快乐。其次,健康管理贯彻了"预防为主、防治结合"的方针,采用多学科知识与高科技手段结合的综合防治措施,采用现代医学模式,既科学又省时、省力、省钱,最终培养科学生活方式。这对于刚刚奔小康的中国人而言,不失为一种既经济便利又安全实惠的健康措施。最后,健康管理能给人们带来身心健康,使人们能始终以强健的体魄、良好的心态和充沛的精力投入生活和工作。这样可使每个人的潜能得以挖掘,创造力得以发挥,才华得以施展。

2. 从未来的市场需求看,其市场必定十分广泛

（1）我们国家有13亿人口,而健康管理的客观对象是所有人,可以管理人生的全过程。而风险的客观性和不确定性,人人都难免遭受环境危险、生物危险、医药危险等不同的健康危险因素的侵袭,都可能成为现实的健康管理的需求者。

（2）我国已提前进入人口老龄化时代,老年人口已达1.49亿人之多。人到老年就意味着体弱多病,由于历史的、社会的等等诸多原因,年轻时积累下来的各种疾病,此时各种症状相继出现,

这时既需要生活照顾，更需要健康管理。

（3）我国慢性病发病率迅速上升，人数不断增多，而慢性病病程长、难治愈、花费高，由于慢性病的漫延和发展，不仅给患者带来痛苦，而且给国家带来经济压力，并给患者家庭造成经济困难。慢性病病人是当今健康管理的重点对象。

3. 从我国社会的发展看，健康管理转化为现实需求

（1）需要强大的社会物质基础。健康管理的全面开展，要求必须有强大的社会物质基础。应该乐观地看到，我们有了改革开放的正确道路，有了科学发展观的科学指导，社会经济全面和谐，持续稳定，高速发展是毋庸置疑的。我国经济实力会不断地、快速地增强，这正是健康管理变为现实需求的强大物质基础。

（2）健康管理是一项社会性的公益事业，它需要全社会来做，特别是需要国家政府部门的大力支持。从国外的经验看，最早出现健康管理的美国，在1929年就产生了健康管理组织，但其发展很慢，只是在1973年国家通过了《健康维护法案》后，才在全美范围内有了迅速的发展。在我国，同样需要国家政府部门的大力支持。现今我国有些城市，如北京、重庆，已把市民健康或健康管理纳入工作议程。相信国家层面，在以人为本的科学发展观指导下，会日益关注人民健康问题，会适时地制定相关的政策乃至法规，推动全民健康和健康管理的发展。

（3）人民生活水平的进一步提高，健康意识的进一步增强。人们的健康意识的觉醒、增强是必须依一定的物质生活条件作为基础的。当人连肚子都填不饱的时候，他首先想到的是如何吃饱穿暖；当他衣食无忧时，他才会想到如何吃好一点，穿好一些；当他吃穿不愁、都很满意，且还有富余的资金和精力时，他就会想到如何使生活更潇洒、更完美，提高生活质量，如何使自己生命更长寿，工作效率更高，创造更多社会财富，提高自己的人生价值，这自然就会想到身心健康问题。

综上所述，健康管理是一项利国利民的事业，是一项得民心、

顺民意,福在当代、功在千秋的事业。它具有十分广泛的市场需求,尽管这些需求目前还处于潜在状态,但它转为现实需求将指日可待。应该相信,健康和健康管理将会成为 21 世纪最热门的、最时髦的话题,在不久的将来我国将会出现一个爆炸性的健康管理旺盛需求期。

二、健康管理的实践研究

（一）健康管理的实践范畴

2009 年出版的《中国现代医学科技创新能力国际比较》,是由 1 500 位专家合力完成的一本书,健康管理被列入国家现代医学创新体系,健康管理学科体系涉及学科知识体系、理论体系、方法分支、研究范畴、服务内容等多方面,内容涉及健康监测和检测、健康状态和疾病风险评估、健康干预服务、慢性病风险筛查和管理服务等。健康管理服务是指从业人员运用健康管理理论、技术和资源,为健康人群和慢病早期以及疾病康复期人群提供旨在维护和增进其健康的一系列活动。习近平总书记在党的十九大报告中提出,"要完善国民健康政策,为人民群众提供全方位全周期健康服务"。"全方位全周期健康服务",即要为广大人民群众提供包含"五全"——生命全周期、健康全方位、疾病全过程、产业全链条、场所全覆盖的健康服务。按服务属性可把健康管理服务分为医学服务和非医学服务,其中医学服务又可分为基本医学服务和非基本医学服务。关于健康管理服务与传统医疗服务的差异,健康产业、健康服务业和现代服务业的相互关系和产业边界有必要进一步明确。

1. 健康管理医学服务与非医学服务

健康管理医学服务主要包括健康体检与评估、慢性病风险筛查与干预、健康教育与咨询、慢性病康复与管理、心理咨询、中医养生保健、健康监测与医学物联网等服务。健康管理非医学服务主要包括营养指导、养生保健、生活美容与按摩、运动健身、健康旅游、养老与健康照护等服务[1]。

2. 基本医学服务与非基本医学服务

基本医学服务是指根据当地医学资源配置水平和基本医学保险制度规定的筹资水平，按国家和地方规定的基本临床诊疗项目、基本用药目录、基本服务设施和基本费用水平提供的与疾病诊疗有直接关系的医学服务。非基本医学服务是指以特定人群为服务对象的，相对于基本医学服务而言的医学服务，是未纳入基本医学服务的医学服务总称。从广义上说，非基本医学服务也可以指除基本医学服务以外的一切卫生服务，包括医学、预防、保健、康复等服务。

3. 健康管理服务与医学服务

新兴的健康产业包括用更积极的方法维持健康、阻止疾病的发展。健康管理服务、医学服务都是广义健康服务业的重要组成部分。健康管理服务和医学服务，在服务理念、服务重点、服务对象、服务手段、实施场所、参与人员等方面存在诸多区别。令人欣喜的是，越来越多的顶尖临床医学专家及其团队（例如宁光院士、霍勇教授等）开始关注慢病健康管理，关注慢病防治链上游。

4. 国家基本公共卫生服务与健康管理服务

国家基本公共卫生服务旨在促进各类基本公共卫生服务均等化，是深化医改的重要工作。目前，我国基本公共卫生服务有12项内容，即城乡居民健康档案管理、健康教育、预防接种、慢性病患者健康管理（高血压、糖尿病）、孕产妇健康管理、0—6岁儿童健康管理、老年人健康管理、重性精神疾病患者管理、结核病患者健康管理、传染病及突发公共卫生事件报告和处理服务、中医药健康管理、卫生计生监督协管服务。这其中涉及不少与健康管

---

① 白书忠，武留信，陈刚.健康管理医学服务内涵与实践[J].中华健康管理学杂志，2010（06）：321-325.

理服务有关的内容,但与我们通常提及的健康管理服务内涵和模式仍存在一定差异,需要进一步明确。

（二）健康管理实践探索

健康管理在我国经历十余年的艰辛探索,在理论与学术研究、学科与机构建设、学术组织和学术交流、科研与人才培养等方面均取得了不菲成绩。系统回顾梳理相关实践经验与发展成果,对指导和推动我国健康管理学科与产业发展具有重要的现实意义。

1. 健康管理学术论文分布

国内外学者对健康管理的研究是一个关注度快速上升的领域,学者对健康管理的概念及健康管理在提升健康水平、降低医疗支出中的作用进行了较为广泛的研究,其中主体部分源自美国、英国、德国、芬兰等国家的文献仅占少数。在百度学术搜索平台(如中国知网、万方数据、维普资讯)上,以"健康管理"为关键词进行搜索,如图 3-3 所示,1964 年至今收录的期刊文献中,以健康管理为标题的相关文献 15 374 篇,按文献发表时间大致可分为这几个阶段:一是 2000 年及以前,年收录文献在 100 篇上下;二是 2001—2005 年学术关注度稳步上升,以 2002—2003年的"非典"疫情为起点,年均收录文献在 200 ~ 300 篇之间;三是 2006 年后健康管理的学术关注度快速上升,2013 年达到最热,收录了 1 607 篇。而随着各类研究的深入,以 2002 年为分水岭,与"健康管理"相关的研究点越来越多,形成了较为庞大的研究网络,图 3-4 显示了近年来与健康管理高度相关的研究点及其研究走势,其中与健康体检领域的研究关联最为紧密。图 3-5 显示健康管理的跨学科研究也发展迅猛,已深入公共卫生与预防医学、临床医学等多个学科,并衍生出多个交叉学科主题。

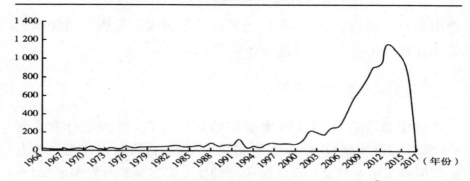

图 3-3 "健康管理"主题中文文献收录趋势[1]

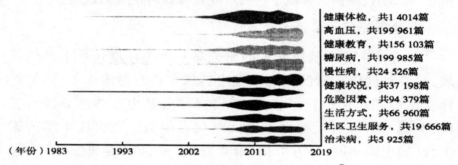

图 3-4 "健康管理"关联研究分析[2]

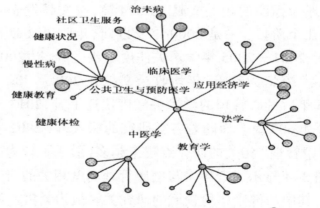

图 3-5 "健康管理"学科渗透分析[3]

① 武留信.中国健康管理与健康产业发展报告：新学科 新业态 No.1（2018）[M].
北京：社会科学文献出版社，2018：63.
② 武留信.中国健康管理与健康产业发展报告：新学科 新业态 No.1（2018）[M].
北京：社会科学文献出版社，2018：64.
③ 武留信.中国健康管理与健康产业发展报告：新学科 新业态 No.1（2018）[M].
北京：社会科学文献出版社，2018：64.

近些年来,随着健康体检信息化建设推进、体检数据质量提升及健康问卷信息采集的普及,健康管理领域学术论文不仅在量上有显著飞跃,在质上也有很大提升。

2. 健康管理领域代表性科研课题

2008 年,第一个健康管理领域"十一五"国家科技支撑计划课题——"中国人个人健康管理信息系统的构建与应用"的实施,标志着健康管理研究开始进入国家科技规划。而 2013 年"十二五"国家科技支撑重点研究项目"基于健康体检人群慢病风险因素监测系统与应用示范"(2013BAl04801)的成功实施则是将我国近年来健康管理理论研究转化为实践应用的典范。以"健康管理"或"健康体检"为题名和主题词检索国家自然科学基金数据库,发现相关基金项目从 2007 年开始呈现逐年上升趋势。查询国家自然科学基金委员会官网数据库,发现截至 2017 年底,健康管理研究领域已获批资助项目达 52 项,金额累计达 3 000余万元,其中面上项目有 26 项,国际合作或重点项目有 7 项,单项资助力度最高达 270 万元。基金项目内容涉及预防医学、管理学、分子遗传学、信息化技术多个方面,如健康风险评估、健康管理模式研究、疾病预警预测与综合评价指标体系研究、健康管理信息系统研究和个体化移动健康管理研究等。

3. 健康管理相关实践指南与专家共识

随着我国慢性病防控形势日益严峻及政府对慢性病防治工作的重视和支持,越来越多不限于健康管理领域的临床医学专家团队开始关注慢性病零级预防、一级预防及健康管理工作,相继出台了一系列旨在指导我国医务工作者和大众科学规范防治慢性病及其危险因素的实践指南与专家共识,成为推进我国健康管理理论研究与实践的重要参考依据和行动指引。

4. 健康管理学科与机构建设

十余年来,我国的健康管理(体检)机构逐渐由单纯的健康体检向健康管理转变。各类健康体检服务机构数量不断攀升，受众范围逐渐扩大。通过评选"十、百、千"健康管理示范基地，涌现出了一批学科建设成绩突出、科研学术成果显著、新技术集成应用效果明显、信息服务标准规范的健康管理示范单位及服务团队，助推了我国健康管理行业与产业的可持续发展，有力地提升了健康管理医学服务能力及水平。

同时，在健康管理学科建设中不仅围绕健康查体展开研究，还开始进行检前健康教育、检中健康风险评估和检后健康促进、行为干预与健康维护等研究，学科建设已进入科学化、系统化的阶段。

5. 学术组织和学术交流

自 2005 年起，诸如中华医学会健康管理学分会、中国医师协会健康管理保险与健康管理专业委员会、中华预防医学会健康风险评估与控制专业委员会、中国医院协会疾病健康管理专业委员会等全国性健康管理学术组织相继成立，引领和带动了各省市级相关学术组织的建立。目前全国已有 30 个省、自治区、直辖市相继成立了健康管理学术组织。《中华健康管理学杂志》于 2007 年创刊，这些年跨越式发展与进步，已成为我国健康管理学术交流阵地的一面旗帜。

十余年来，全国及区域性健康管理学术会议举办了近 600场，围绕健康管理的各种培训举办了近 1 200 次，受众 10 余万人次。特别是由分会主办、杂志社协办的"中国健康产业论坛"与"中华医学会健康管理学术会议"，以及中国健康促进基金会主办、分会和杂志社协办的"全国健康管理（体检）机构建设与发展大会"和"全国健康管理示范基地建设研讨会"已成为我国最具影响力和权威性的品牌会议及学术交流平台。区域性的健康管理学术品牌会议如"301 论健""两湖论健""五湖健康大会"等也各放异彩，呈现学术交流"百花齐放、百舸争流"的蓬勃局面。

6. 健康管理人才与教育培训

2013 年,随着健康管理与促进服务被正式列入国家卫生职业一类目录,健康管理教育培训迎来"春天"。以健康管理师和健康管理(体检)机构岗位能力培训为引领,学历教育与职业教育并重,逐步开展健康管理、老年保健与管理、医学美容技术、健康咨询与信息服务、健康体检、中医养生保健等健康管理与促进类系列培训,最终形成完整的健康管理教育培训体系。2005—2015年,中华医学会健康管理学分会及学组、各个省级健康管理学术组织共进行了 500 余次健康管理方面的专题讲座与短期培训,讲课专家约 200 人次,听课人员近 2 万人次。据卫生部职业鉴定培训中心报告,2005 年以来共培训并通过考核的健康管理师超过4 000 名。由中华医学会健康管理学分会组织专家编写的健康管理师系列培训教材(社区方向、部队方向、体检方向)已经正式出版和使用。

第三节　健康管理服务和营销

从我国现实情况看,健康管理服务市场尚处在初期阶段,健康管理服务缺乏系统性。如何将健康管理理念纳入社区基层卫生管理之中,如何通过健康管理改善国民亚健康状态和提高国民身体素质,如何通过健康管理降低国民的医疗消费等等,都是亟待解决的问题。

一、健康消费者的决策过程

由于健康管理服务和健康管理服务市场的特点,健康管理服务消费者购买健康管理服务的决策是较为困难的,其决策过程也是较为缓慢的。通常具有购买健康管理服务意愿的顾客是很多的,但是从具有购买意愿到实际发生购买行为,必须经过一定程序的评估。消费者决策过程包括确认需求、寻求信息、比较评价、决定购买、购后评价等。该模型捕获了在决策生成过程中消费者所发生的活动，以及不同的内外部因素是如何相互作用，并影响消费者的想法、评估和行为的。它可以指导市场经营者和管理者们制定产品的市场组合、沟通、销售策略。

（一）确认需要

当健康消费者意识到对某种健康产品有需要时，购买过程就开始了。消费者需要可以由内在因素引起，也可以由外在因素引起。此阶段必须通过市场调研，认定促使健康消费者认识到需要的具体因素。营销活动应致力于做好两项工作：①发掘消费驱策力；②规划刺激、强化需要。

（二）寻求信息

在多数情况下，健康消费者根据自己的健康状况，调查不同的卫生服务机构和健康产品等情况，决定花多少钱到哪里去购买等问题。他们需要寻求信息，了解各方面的信息。寻求的信息一般有产品质量、功能、价格、牌号、已经购买者的评价等。消费者的信息来源通常有以下四个方面：①健康服务提供者来源；②个人来源；③大众来源；④经验来源。

（三）比较评价

健康服务的消费者进行比较评价的目的是能够识别哪一健康服务机构、何种类型的健康服务最适合自己的需要。健康消费者对需求的比较评价，是根据收集的资料做出的价值判断。

（四）决定购买

健康消费者通过对可供选择的健康产品进行比较评价，并做出选择后，就形成购买意图。在正常情况下，消费者通常会购买他们最喜欢的品牌,但有时也会受其他因素的影响而改变购买决定。

（五）购后评价

健康消费者购买健康产品或者服务后,购买的决策过程还在继续,他要评价已购买的服务或者产品。营销者需给予充分的重视,因为它关系到今后的市场和信誉。

二、健康管理服务的市场分析

（一）健康管理服务市场的现状

要了解健康管理市场的现状,就有必要分析一下目前市场上的健康管理服务机构。目前国内进行健康管理服务的机构大体可以分为以下几种。

（1）健康体检为主要服务项目。健康体检是目前健康管理服务领域最成熟的经营模式,也是客户接受度最高的健康管理服务品种。

（2）运用中医手段进行亚健康调理。中医理论的精髓在于治未病,这恰恰与健康管理的重点——疾病的预防不谋而合。

（3）对各种医疗资源优化整合型利用。充分利用和整合当地的资源,以最小的代价,推出符合市场需求的服务。例如检验、会诊等,实现多方共赢,提高当地医疗资源的优化配置。

（4）应用先进的医疗技术为健康服务。通过一些标准化的服务工具进行健康管理服务,提供诸如慢性病评估、心理评估、亚健康评估等服务。

（5）开通便捷就医渠道进行医疗服务。他们将客户目标锁定在中高端,广泛整合医疗资源尤其是稀缺的医生资源,提供绿色通道和私人医生等各种就医服务,通过精细入微的服务来赢得市场,运用各种增值服务来获得商业利润。

（二）存在的问题

（1）市场定位的困惑。健康管理服务机构在产品的市场定位上着眼点都是从自身的优势出发，无论是技术还是服务，都是自身最具优势的地方，但是市场和消费者对此似乎并不热衷。

（2）健康管理的服务产品特性困惑。过去几年，中国的健康管理机构在没有正确的市场需求分析的前提下，对于本行业的产品特性并没有进行针对性的研究，又无法准确把握健康服务的产品特性，从而在一系列的产品开发、设计、定价等方面出现了很多失误，甚至是背离健康行业的服务产品运行规律。

（3）服务产品设计方法的困惑。了解和明确客户需求是设计服务产品最关键的内容，然后才能设计有针对性的、符合客户需求的服务产品。但是目前健康管理行业，在符合本行业的服务产品的设计、开发、定价等方法掌握得不系统、不全面、不科学，缺乏相关的理论模型和执行方法，因而就难以保证推出的健康服务产品可以满足客户需求，达到健康管理机构设定的营销目标，更不用说促进整个健康产业的高效、良性发展了。

三、健康管理服务的形式和特点

（一）健康调查与监测

健康调查与监测包含体检中心、心理咨询中心，甚至包括社会学、行为学和遗传学等检测中心，其目的是发现影响健康的各种因素，并监测其变化。健康调查的内容是包含"体检"在内的健康检测，主要有生物学调查（年龄、体重、血、尿）、个人医学史（家族病史、过去病史、预防接种情况、生长发育史、婚姻生育史）、行为习惯及生活方式（吸烟、饮酒、运动、饮食、睡眠等）、心理因素（个性、情绪、压力、紧张度等）、社会环境因素（工作性质、居住条件、经济收入、家庭关系等）、医疗服务水平（当地社会保障水平、个人健康意识、医疗投资及医疗技术水平）等若干方面的调查。调查形式除了进行体格检测（身高、体重、血、尿、生长发育状况等）外，还要使用健康评价问卷来进行调查。

（二）健康评估

健康评估是个体化健康管理的重要环节，是综合个人生活行为、生理、心理、社会环境等诸多因素的定性与定量相结合的分析。健康评估需要回答个体健康或不健康、健康程度、健康风险及其风险性大小等问题。把一些抽象的健康得分和实际的疾病危险性大小结合起来，是健康管理的实用性所在。国际上已建立了一些比较成熟的分析系统软件，国内有关健康评估的分析系统正处于开发阶段，有些正应用于健康管理实践。

（三）健康干预

进行健康调查、分析的意义，除了评价个人健康状态之外，更重要的是制定个体化的保健计划和干预措施，以提高疾病治愈率和降低死亡率，合理配置社会资源，维持低水平的健康消费。实施健康干预的单位（包含私人医生、社区保健中心、各种综合或专科医院以及健康教育和咨询机构等各种服务单位），在健康管理中心的协助下，帮助个人维护健康。

干预的形式包括：制定、实施定期检查计划；行为矫正（戒烟、限制饮酒等）；生活方式干预（饮食指导、合理营养等，实施健康促进，使管理对象远离危险因素，养成健康的生活方式）；警惕趋向性疾病的早期信号；健康咨询；指导正确使用非处方药和保健品以及慢性病和疾病康复期、稳定期的管理；在专科疾病和发病急性期提供就诊指导等。另外，在管理对象发病期间，协助保健医生和专科医生进行诊治。

开展团体健康服务，为各团体单位提供团体检查、预防、保健、医疗等服务，包括针对各团体单位的员工岗前体检、员工团体体检、全员健康知识普及健康讲座等项目,进行健康的综合评估、分析并制定健康管理建议。为满足社会不同人员需求,也可以开展 VIP 健康管理高端服务,开辟会员制服务市场,提供贵宾专用绿色通道,推行顶级医疗专家体检、监测评估,提供专业心理咨询、心理治疗、压力释放与性格倾向与潜在疾病风险的分析,配备健康顾问,进行健康跟踪服务,制定健康评估报告、营养、运动、保健饮食等计划。

目前,中国健康管理服务虽然还较为滞后,但健康消费市场应该说是百花齐放,逐步形成了以医疗机构为核心的医疗与医药服务产业;以保健食品、保健产品为核心的健康产品产业;以健康体检为核心的个人疾病检查与预测产业;以祖国传统医学为主要手段的健康调理、康复与健康维护产业;以各类休闲度假,健康运动、活动为核心的健康促进产业;以健康评估为核心的健康咨询服务产业等等。医疗产业、医药产业提供的服务对于消费者来说,更多的是被动的消费;健康管理服务产业提供的服务对于消费者来说,更多的是主动的消费;而保健品产业则介于二者之间。

四、健康管理服务营销的基本方法

(一)服务营销体系

服务营销体系实际上是顾客接触或了解服务机构的各种途径,它的各个成分都向顾客表明服务的性质和质量。健康管理服务营销体系由下列成分组成。

服务人员包括前台服务人员和后台服务人员,以及管理人员;服务设施和服务设备包括用于健康管理服务的各种诊断、治疗等设备;非人员的沟通广告、标志图样、大众媒体的报道、宣传手册等;其他人员其他顾客、顾客的亲友等。

营销作为一个环境因素,在人类需要的演进和发展的过程中起着一定的影响或推动作用,但是营销对需要的形成却不能直接控制,营销只能对需要加以引导,使之指向具体的需要对象。

（二）市场定位

消费者对各种服务的属性进行比较后,就会形成自己的看法。消费者对某种服务的看法就是这种服务的市场定位。

市场定位的策略是服务性机构最为关键的策略。必须做好市场分析、竞争分析和内部分析工作,才能确定本机构的市场定位。市场定位程序和需要考虑的问题有以下方面。

1. 市场分析

分析市场的规模、地理位置和今后的发展趋势。

根据目标市场的组成进行市场的细分,确定各个细分市场的特点。如细分的顾客群、顾客需求、顾客结构及其购买力等。

2. 竞争分析

对明确的和潜在的竞争对手进行分析,明确本机构和竞争对手的优势、劣势、机会和威胁。如谁为竞争对手、其服务的特性、优缺点、与本机构所提供的服务的区别及其所占领的市场特点等。在进行竞争分析时,一项有用的技术为 SWOT 分析技术。SWOT 是英文字母 strength（优势）,weakness（劣势）,opportunity（机会）和 threat（威胁）的第一个字母的简写。

优势包括机构内部的优势和使机构具有优势的其他因素。它是该机构与其他服务机构的不同之处。具体包括有动力、有承诺和热情的服务人员；有良好的服务经验；有良好的资金管理经验,等等。

劣势包括服务机构内部的劣势、技能的不足、资源问题或已经确定的障碍等。如机构没有良好的信息技术系统；职员之间存在重复或过度的服务；落后的服务设备等。

机会包括影响外部的环境,如国家推行社区健康管理服务；国家鼓励培养全科医生；国家健康管理师职业的设定等。如果正确利用，可以加强将来机构的地位，缩短服务机构持续发展与衰退之间的距离。

威胁包括现在和将来对健康管理服务产生不良影响的因素，需要监测和进行处理。如医疗服务机构的竞争激烈；个体行医的增加；居民自我保健意识的增强等。

3. 机构能力分析

如优势、劣势、资源、管理能力、价值观、目标、经营方针、市场地位、机构的知名度、市场形象、顾客的忠诚感等。

4. 选择适宜的细分市场，识别市场机会

推出新的服务项目如以哪些细分市场作为目标细分市场，与竞争对手比较，本服务具有哪些属性，等等。

改进现有的服务项目如吸引原有的目标细分市场还是新的细分市场，需要改进哪些属性。

5. 确定营销策略，做出有效决策

如销售渠道策略：在何地提供服务，在何时提供服务；定价策略：收多少钱，采用哪些收款程序；等等。

五、健康管理服务营销的提升策略

随着市场机制在健康管理服务中的作用越来越被人们所认识，健康管理服务机构的竞争将会越来越激烈。健康管理服务机构为了占领市场或扩大市场份额，必须采取一定的竞争策略。概括起来，健康管理服务常采取的方法主要包括以下几个方面。

（一）技术

即主要依靠高超的技术来提高服务的技术质量，从而与竞争对手竞争市场。

（1）硬技术，即通过提高服务设备和仪器的档次等，来促进服务质量的提高。例如，可以使用仪器设备来取代人员的服务，从而提高服务的效率,降低服务的成本,提高顾客的满意度。该策略是当前许多健康管理服务机构主要采取的竞争策略,其在短时间内或在一定的条件下可以取得一定的效果。但是由于它只是强调对服务结果的管理,忽视了对服务的过程质量的管理,顾客感觉中的质量不好,因此总体上说,该策略越来越不适应日益激烈的竞争需要。

（2）软技术,即服务机构采取的除了硬技术以外的其他技术方案。如通过精心设计服务操作体系,招募优秀的健康管理人员,或者通过培训等措施提高健康管理人员的基本素质等。该策略只是注意到人的因素在提供优质的健康管理服务中的作用,而忽视了其他因素的影响,因此,也是较为片面的竞争策略。

（3）复合技术,指将上述的硬技术与软技术的结合。一定条件下,这种复合技术的效果是较好的。但是,它同样没有考虑其他因素的作用,如服务概念、顾客与服务人员的关系等。

（二）廉价

指尽量降低成本费用,以廉价作为主要的竞争手段。这种策略若想取得持久的竞争优势,必须能够长期保持低价。例如,可以通过对不同等级的服务机构服务定价的区别,来鼓励顾客到基层健康管理服务机构就诊。在同一地区,如果有数个同一类别的健康管理服务机构,在服务质量差别不大的前提下,顾客往往会首先选择服务价格较低者。值得指出的是,这种策略的核心是"薄利多销"。有些机构为了暂时赢得市场,往往在没有利润或亏本的情况下,实行廉价策略,这种做法是不可取的。

（三）形象

指服务机构不关心本身能够提供什么样的服务质量的好坏,只是采取通过广告、公关等沟通活动,为自己的服务创造虚设的附属属性,以加强价格在顾客心目中的良好形象。原则上,采取这种策略的前提条件是：本机构所提供的服务质量是优质的。如果这个前提不成立，那便是欺骗行为，最终会彻底失去顾客的信任。

（四）优质服务

健康管理服务机构的竞争能力是由机构为顾客提供优质服务的能力所确定的。提高服务质量，可以提高服务的满意度。这不仅能加强机构与老顾客之间的良好关系，而且满意的顾客的口头宣传会增强机构的形象，从而吸引大批的顾客。此外，优质服务策略可以在机构内部产生积极的影响，激励员工做好各项工作。

1.基本原则

优质服务的基本原则就是必须采取服务导向的竞争策略。它是指服务机构通过优质服务，发展本机构与顾客之间的合作关系。机构的竞争实力是由机构的优质服务能力确定的。要采取服务导向的竞争策略，必须遵循以下五个基本原则。

（1）市场导向的营销原则：要求全体人员以优质服务作为自己的行动指南，掌握必要的服务知识和技术，按照顾客的需要，及时、灵活地为顾客提供优质服务，提高顾客的满意度。为此必须做到：确定顾客希望从本机构的服务中所获得某些使用价值，明确本机构能够为顾客提供哪些使用价值；研究本机构如何向顾客提供优质服务和顾客期望的消费价值；确定本机构的各项活动都是为了使顾客获得优质的服务。

（2）需求分析原则：健康管理服务机构为了占领有利市场，必须通过详细的市场调查，了解顾客的需求。由于顾客的需求是变化的，这就要求管理人员和服务人员要善于分析顾客的需求，灵活地为顾客提供优质的服务，满足顾客的各种需求。

（3）质量控制原则：服务人员必须在服务的过程中经常性地检查自己的服务质量；管理人员必须帮助服务人员掌握必要的服务知识和服务技能，为服务人员提供管理指导原则，以便服务人员自觉地做好质量管理工作。只有这样,才能保证所提供的服务是优质的。

（4）全员营销的原则:许多健康管理服务机构传统的观点和做法是:营销只是管理人员的事情,和服务人员没有关系。实际上,服务人员与顾客的每一次接触都会对顾客的购买行为产生影响。如果服务人员和服务体系给顾客留下了良好的影响,他们之间的关系就会加强。管理人员必须充分认识到服务人员在营销活动中的重要作用,教育和促使服务人员应该具备服务营销的意识。

（5）支持前台人员的原则:许多健康管理服务机构的金字塔组织结构并不能适应市场导向的服务需要,经常会引起集权化的倾向。机构的许多决策都是由远离第一线的高层管理人员负责,而服务人员毫无决策权,无法根据顾客的具体需要来提供有针对性的服务,这必然会对顾客感觉中的服务质量产生不好的影响。此外,由于机构内部有关人员职责不清,沟通不良,往往存在前后台人员工作协调不好的问题,这不仅仅影响为顾客提供的服务质量,也直接影响到工作人员的积极性和工作效率。为此,必须调整组织结构,减少管理层次,以便信息有效地沟通,保证所有的后台人员全面支持前台人员这一原则的落实。

2. 优质服务的管理规划

通常采取优质服务的机构必须从以下六个方面制定服务的管理规划。

（1）服务观念:首先要明确本机构的主要任务。然后根据本机构的任务和功能制定一系列具体的指导原则。执行指导原则称之为服务观念。服务观念必须是机构内部全体员工普遍认同的,否则服务人员的行为就不可能一致。

（2）顾客期望:顾客是根据自己的期望和自己感觉中的服务绩效来判断服务质量的。优质服务必须是顾客感觉中的服务绩效符合或超过他们预期的期望。

（3）服务过程和服务结果:面对面服务是服务人员与顾客相

互接触的过程。顾客感觉中的服务质量不仅与服务结果有关,而且与服务过程有关。如果采用高新技术为顾客提供优质的服务结果,但是在服务过程中,服务人员的行为和态度往往会对顾客的总体感觉中的质量产生极大的影响。所以,不仅要知道为顾客提供什么样的服务,还要知道怎样为顾客提供服务。

（4）内部营销：由于在大多数情况下,顾客感觉中的服务质量是由服务人员和顾客交流过程决定的,因此,必须加强内部的营销工作。形成以服务文化为核心的企业文化,激励全体员工做好工作。即将"下一道工序就是我的顾客"的思想贯穿于服务机构的每一道工序。

（5）有形环境：应该根据优质服务的需要,确定服务工作中的服务操作体系和所需要的设备技术等资源,并且通过培训,使服务人员掌握必需的服务技术。

3. 优质服务的营销对策

（1）关系营销：顾客要想得到服务,必须要支付一定的费用;服务者提供了服务,必须要有经济效益。所以,传统的营销通常是根据直接效益的大小来确定对策的,这就使得供需双方之间的关系不太融洽。服务机构应该与顾客建立、保持并加强长期的关系,通过互惠式的沟通与履行诺言,实现提供优质服务的目的。与顾客的长期的关系是关系营销的核心概念,顾客是服务机构最为宝贵的资产,将顾客变成忠诚的消费者,就会取得持久的竞争优势。

第一,关系营销的层次。

大体上,关系营销有三个层次,关系营销的层次越高,机构的潜在的收益就越大。

财务层次：是最低的层次。通过免费的奖品和优惠价格来购买顾客的忠诚感,在短期较为有效,实际上它无法创造真正的忠诚的顾客。

社交层次：是在中间的层次。它更为重视机构与顾客之间的社交联系,主动与顾客保持联系,不断了解他们的要求和期望,强调个体化的服务,并且尽力使顾客成为机构的"常客"。

结构层次:是最高的层次。指机构使用高科技成果、精心地设计服务体系为顾客提供对手无法模仿的服务,使他们得到更大的利益,而不是依赖员工的社交活动来保持顾客。

第二,关系营销的艺术。

公平买卖:要得到顾客的信任,不应该向顾客隐瞒机构的弱点,而应该采取积极有效的措施,尽量提高服务质量。不要害怕顾客的投诉,应该自觉地教授顾客监督的方法与技术。

一对一营销:将每一位顾客都作为一个细分的市场,为他提供个体化的服务,才能与他们保持长久的关系。一对一营销必须有以下几个要求:①顾客必须容易接受服务;②沟通必须是双向的;③根据顾客的具体要求提供制度化的服务;④服务机构的管理人员必须激励员工提供优质的服务。

形成服务特色:服务机构必须在服务环境、服务态度、服务文化等方面形成自觉的特色,与竞争对手真正区别开来。

(2)以市场为导向的营销:要在激烈竞争中取得长期的优势,服务机构必须为顾客提供优质的服务,使顾客获得更大的消费价值,这就要求必须采用服务导向的竞争策略,从总体上提高服务质量。

第一,根据顾客需求,确定服务组成成分:管理人员应该了解顾客的消费习惯、消费目的,才能正确地确定服务的组成部分。然而,在实际工作中,服务组成部分的确定,如设立哪些科室、提供什么样的服务项目和内容等,都只是根据上级的要求或机构本身的情况考虑的,没有考虑顾客的实际需求。此外,我们往往只重视对服务的核心组成部分的管理,而忽视了对附加组成部分的重要性的认识。例如,对于需要手术的病人的管理,只是关注手术质量的好坏,很少关心术前的准备和术后的护理质量等。为此,要提供优质的健康管理服务,必须首先明确顾客需求,然后根据需求确定机构提供服务的目的、流程和项目等。

第二，根据顾客消费过程，确定服务体系：顾客在购买健康管理服务时，需要经过一个购买的决策过程，但是这个购买过程并不是顾客的整个消费过程。消费过程还包括消费后的服务问题。所以，服务机构在设立服务体系时，不应该从方便机构本身的角度或有利于管理的角度出发，而应该从方便顾客的角度出发，使顾客能够方便地购买服务和使其对所购买的服务形成良好的满意度。

第三，从强调服务质量转变为强调消费效果：传统的营销对策只是强调服务者所提供的服务质量，由于供需双方对服务质量的理解有差异，服务者认为是高质量的服务，消费者往往认为不能满足自己的需要。同样，不同的消费者对同一种服务质量的理解也是有较大的差别的，有的消费者满意的服务，另一些消费者可能就不满意。造成上述情况的主要原因是不同顾客的消费价值观的区别，以及供需双方消费价值的区别。由此可见，要提供真正使顾客满意的优质服务，必须站在顾客的角度，重视消费效果，为顾客创造更大的消费价值。

第四，从强调补救性服务转为预防性服务：既往的营销管理往往只是关注已经发生了的服务缺陷，这样只能是事后的补救，对顾客所由此产生的不满，很难消除。所以，必须采取相应的措施，进行服务缺陷的预防，预先提供有些预防性的服务，使顾客感受到服务机构是尽力在为他们着想的。

第五，从强调共同需求到强调个体化需求：过去的营销策略大都是基于顾客的需求是相同的基础之上的，所以总会有一部分顾客的满意度是不高的。应该认识到顾客都有长期的和短期的特别需要，应该根据他们的特别需要，随时调整服务对策。

第六，从强调市场占有率到强调顾客满意度：强调生产占有率会使机构片面地追求销售量。为顾客提供优质的服务，才能提高顾客的满意度，长期地保持顾客。

第七，从以产品定价到以知识、技能定价：顾客越来越重视知识和信息的价值，因此，机构的定价策略必须发生相应的变化，应研究知识技能的价值。

第八,从按时供应到随时供应:随时随地为顾客提供服务,而不仅仅是在上班的时间内为顾客提供服务,这在社区健康管理服务中更应该加以重视。因为,与社区健康管理服务中心(站)签订服务合同的人,他们的工作地点往往不在附近,如服务机构只是在规定的上班时间提供服务,这些顾客就不能得到任何益处,所以,必须施行 24 小时的随时性服务,才能满足顾客的要求。

第九,从以产量考核绩效到以质量考核绩效:即对服务机构和服务人员的绩效评价,不应仅仅局限在其所提供的服务量的大小,更要充分考虑其所提供服务的质量。只有将质量指标作为考核的主要内容,才能防止服务者的短期行为,与顾客保持长期的关系。

第十,缩短顾客的等待服务时间:健康管理服务机构应该研究顾客等待服务期间的心理活动,以便采取必要的措施,缩短顾客的等待时间。顾客等待健康管理服务时的心理状态和应采取措施如下:

空闲的等待比忙碌的等待时间过得慢:等待的健康管理服务期间,由于无事可做,顾客会产生厌烦感,需要消磨空闲时间。为了缩短等待时间,可以让顾客看报纸等,可以用黑板报等形式普及医学知识,分散顾客的注意力,为等待的顾客提供轻松、愉快、参与性的消遣性活动。

无法预计的等待比预先知道的等待时间过得慢:不知道需要等待多长时间是引起顾客焦虑情绪的主要原因。可以跟顾客预约服务的时间,在预约的时间达到之前,不论等待多长时间,顾客都会耐心等待;但是,一旦过了约定的时间,即使只要等待短暂的时间,顾客也会感到时间过得缓慢。因为,在约定的时间之前,顾客知道要等待多长的时间,而在约定的时间之后,顾客不知道要等待多长时间。服务机构可以采取鼓励顾客改变消费时间、根据顾客个性细化市场等措施改变这一情况。如可以将等待服务的顾客划分为三种情况:第一类的顾客愿意与服务人员和其他顾客打交道,等待时间的长短无关紧要;第二类顾客认为等待服务是浪费时间,为了缩短等待的时间,他们愿意多付费;第三类顾客则介于上述两者之间。

不明原因的等待比可以理解的等待时间过得慢:在等待的过程中,顾客往往需要服务人员解释服务工作的进展情况,说明无法立即服务的原因。如果服务人员不做任何的解释,顾客不知道服务工作推迟的原因,就会更加不耐烦。

不公平等待比公平等待的时间过得慢:如果服务人员先为后来的人员服务,先来的顾客就会不满意,应该加强排队管理秩序,公平合理地对待每一位顾客。在健康管理服务中,有时需要根据工作的急迫性(如急救病人必须优先服务)、顾客的身体条件(老年人优先等)来确定服务的秩序。

单独等待比集体单独时间过得慢:集体单独的顾客会相互交谈,消磨时间,既减少了顾客因为等待产生的不满,也有利于顾客之间的相互教育。所以,服务机构应该创造条件,使顾客在集体的环境中等待服务。此时,除了要提供必需的座位以外,对于等待场所的布局,尤其是座位的安排是非常重要的,人们应该面对面而坐。

第四章 互联网医疗发展

近些年,"互联网"像一股飓风席卷了地球。央视《互联网时代》的推出,更是助推了"互联网思维"在中国的风靡。2014年,BAT三巨头凭借自身技术优势和用户积累,相继掘金互联网医疗。继2014年年初阿里巴巴入主中信21世纪,并推出支付宝"未来医院"计划后,腾讯也上线微信"全流程就诊平台",并于2014年9月初投资丁香园,正式跨界互联网医疗。此外,百度也推出"北京健康云"平台,借助大数据分析技术为用户提供专业健康服务。互联网医疗呈现井喷之势,对传统医疗健康服务业带来颠覆性的变革。

第一节 "互联网+"时代的医疗健康战略

一、互联网医疗端:推动分级诊疗落地

随着"十三五"规划建议落地,健康中国正式升级为"国家战略",由此拉开了医疗卫生体制进一步深化改革的序幕。其中,三医联动、医药分开、分级诊疗将成为未来健康中国建设的核心,而"互联网+医疗"为医疗服务机制创新和资源下沉提供了重要的技术手段,在推进电子健康档案、区域卫生协作平台和远程医疗等新兴医疗服务模式落地方面具有不可替代的作用,是推进健康中国建设向前发展的重要保障。

2015年7月,国务院发布的《关于积极推进"互联网+"行

动计划的指导意见》中,大力推广在线医疗卫生在远程医疗、医疗信息共享、医疗数据共享交换和医疗流程信息化等方面的建设。从"'互联网+'行动计划"到"健康中国"建设,在线挂号预约、远程医疗服务、个性化的健康管理等面向老百姓的全程全实时医疗服务、健康服务正逐步从愿景走进现实。

在中国每千人拥有医生数是 2.06,而在美国是 2.32,相差并不大。然而我国三甲医院日门诊量平均在 1 万～2 万人,是国际上著名的大医院每天接诊量的 10 倍甚至更多。根据统计,在我国仅占总数 8% 的三级医疗机构承载了高达 46% 的门诊量,导致医疗资源应用的极度不平衡,不仅患者就医"三长一短",医生行医过度劳累,也容易导致医疗质量的下降。同时,三级医疗机构的负荷过重,也使得基层医疗机构难以为继,医疗资源过度集中也使患者的非直接就医成本大幅度升高,形成"就医难、就医贵"的怪圈。

从新医改开始,国家卫计委已意识到这个问题,把分级诊疗作为优化资源一个重要的举措。分级诊疗的一大特点就是首诊在基层,这样可以有效调整我国医疗资源错配的情况。

然而,分级诊疗制度的建设在过去推行的几年间难见起色,其中最突出的问题就反映在双向转诊的推广和实践上。从制度上看,双向转诊在我国面临医保导向性差、机构协作难、管理割裂和区域卫生规划不合理等困难,导致分级诊疗难度大、供需双方动力不足,陷入无法落地的窘境。从资源上来看,由于医疗资源的长期分配不均,基层医疗机构的资源日渐匮乏,作为基层医疗服务的提供者,我国各地区现在都出现了全科医生数量严重不足的情况,这也大大提高了双向转诊制度实施的难度。

在这种情况下,互联网医疗将为分级诊疗带来技术保障,形成有力助益。例如,远程医疗方式可以依靠互联网技术有效降低医疗机构之间的会诊成本,从而大幅提高基层医疗机构的服务质量,提高患者的就诊率和基层医疗机构设施的使用率与盈利;而网上转诊平台则可以完善医疗机构之间分工协调机制,提升整体运营效率,同时可以缓解上级医院小病大治,解放过去被占用的优秀医疗资源。

在分级诊疗政策推动和产业需求的趋势下,远程医疗蕴藏的商机将被快速放大。从市场角度来讲,前期布局远程医疗并试图探索分级诊疗商业模式的公司有望进入产业发展"快车道"。在运营层面,比较典型的有微医集团,以医生为切入口,以家庭医生为载体搭建网上三级医疗的综合信息服务平台,通过互联网促进分级诊疗的模式,该模式目前已受到各地政府的关注。而在技术层面,以卫宁软件、万达信息、运盛医疗为首的公司已率先转型布局医疗信息化业务以及探索远程医疗服务。从长期发展上来讲,相比医疗服务水平高度发达的一些国家,我国医生和患者在服务改良升级上具有更强烈的诉求,好的创新模式在我国能够更快地得到推广,也为行业提供了弯道超车的机会。同时涌现大批新兴创新型企业,如上海米喜网络科技有限公司,聚焦社区医疗服务领域,以国家推动"家庭医生制度"为契机,借助移动互联网技术助力"家庭医生制度"及"分级诊疗"工作的推进。

二、互联网医药端:跨界融合打开新格局

我国医药公司长期面临利润空间低、审批流程长、营销成本高的三大难题。在过去医药不分家的情况下,药企公司的主要销售渠道都在医院,议价能力低,并且激烈竞争导致营销成本难以降低。进入互联网时代,随着电子商务的日趋成熟,扁平化的销售结构和日益增多的客户数量使得医药电商开始成为拓展销售渠道的一个选择。从商业模式来看,医药电商的形式可以有效整合药品上下游资源重构药品供应链,还能够以信息化手段提高药品流通效率管理,以平台的方式构成药店联盟提高上游议价能力,能够有效提高药企的盈利能力。

受国家宏观经济环境影响,转型升级已成为医药企业保持竞争力的必经之路。医药电商被认为是"互联网+"时代极具潜

力的新蓝海，通过对近 600 家相关产业的上市公司调查发现，约 20.7％的相关公司已经向互联网医疗方向转型发展，其中超过四成的企业选择转型医药电商，医药电商领域已成为传统医疗企业向互联网转型的最大切入口。[①]

根据企业各自条件和目标市场，创新型模式层出不穷。在 B 端，一些企业着力于完善线上供应链的打造和整合，典型企业如珍诚药业，完成了上游供应商和下游销售商之间全环节的信息化服务通路的打造，其中包括 ERP 药品物流管理系统、网上招投标平台、药店库存管理系统和药店医保结算接入系统等。而在 C 端，目前医药电商存在三种模式：一是药企自建垂直式平台开展 B2C 线上售药业务，如北京同仁堂、三九药业等；二是建立第三方电子交易平台，如天猫医药馆、京东医药城、一药网等；三是 O2O 模式连通线上购药平台和线下药店服务，如叮当快药、好药师、快杏方等。

而从商业模式上来看，随着医药电商模式的发展和跨界合作与融合的增加，传统的以销售为目标、以流量为中心的医药电商模式正在被挑战。百度医疗、九州通、仁和药业、以岭药业等企业在医药电商结合大数据分析、智能可穿戴设备、医师咨询、外送物流、健康管理、LBS 服务等跨界应用正日益成熟，这将把行业竞争格局带入一个新的维度。结合医疗健康大数据应用的发展，上下游整合与跨界联盟的出现，致使未来医药电商行业的竞争格局必将转向多层面、多维度。

三、互联网医保端：管理升级缓解医保压力

就目前来看，以医保端为发力点的企业有很多，其中除了传统医疗相关企业外，也不乏跨界企业的参与，目前已经开始落地的主要模式有两种：PBM（药房福利管理）模式和 ACO（责任医

---

① 丽睿客.移动互联网时代的健康医疗模式转型与创新：掘金千亿医疗产业链 [M].北京：人民邮电出版社，2017：81.

疗组织）模式，PBM模式的典型企业有海虹控股、快马医疗、万达信息、卫宁软件等，其通过区域医疗信息化交换平台的搭建和基于大数据的分析技术，着力通过信息化的手段提高医保资金的使用效率和管理能力，以第三方专业服务机构形式与各地方医保局合作为医保基金进行审核、支付、评价以及参保人服务，未来欲逐步实现医保审核向医保基金管理业务的转型。

ACO模式的企业目前国内只有微医集团一家，其致力于将家庭医生服务和商业保险相结合，以互联网的方式降低就医成本，从而节约保险费用。以信息交互平台的方式与各地医院医生医疗小组合作进行跨区域团队医疗协作，欲以医生为支点打开线上线下医疗服务的通路，从而逐步实现网上就医交互信息平台向全国分级诊疗平台的升级。

总体来说，目前两大医保端的探索可归结为管理能力的升级：一是医保资金管理能力的升级，通过互联网信息化的方式对过去粗放的医保资金管理进行提高，可以提高资金使用效率、降低浪费；二是升级健康管理能力，以互联网服务提高对百姓健康管理的能力，从源头上减少疾病的发生和加重，从而降低医保费用开支。

第二节　医疗大数据的发展

一、医疗大数据的主要来源

（一）病人就医过程中产生的信息

病人进入医院要先挂号，在这个环节患者的姓名、年龄、电话、住址等信息就输入了医院数据库；之后，在就医诊治环节又会产生各种诊断信息，如医疗影像信息、身体状况信息等，这些信息也会被录入数据库；待诊治过程结束之后，患者买单结算时又会产生各种费用信息、医保使用信息等，这些信息也会被录入数据库中。以上信息、数据是医疗大数据的基础，也是医疗大数据的原始资料。

（二）临床医疗研究和实验室数据

临床医疗研究和实验室数据是医疗大数据的重要来源，由于该渠道产生的数据量巨大，一张普通的 CT 图就包含了近 150MB 的数据，一张标准的病理图所包含的数据近 5GB，如果将这些数据量与就诊患者数量及平均寿命相乘，一个社区医院从该渠道获取的数据量就能达到千万亿字节。由此可见，从该渠道获取的数据能使医疗机构中的数据快速增长。

（三）制药企业和生命科学生产的数据

药物研发能产生大量的数据，即便是中小企业，其药物研发也能产生百亿字节的数据。在生命科学领域，受不断增强的计算能力及基因测序能力的影响，所产生的数据规模之庞大简直难以想象。

（四）智能穿戴设备带来的健康管理信息

受快速发展的移动设备及移动互联网的影响，智能穿戴医疗设备得以普及应用。借助这些设备测量出来的个人健康信息可直接录入互联网，其数据能实现随时随地采集，由此产生的数据量难以估量。

二、医疗大数据的特性：大数据性＋医疗性（图4-1）

（一）大数据性

临床试验数据、个人健康数据、疾病诊断数据等汇聚形成的医疗大数据充分展现了大数据的特性,其特性主要表现在以下四个方面。

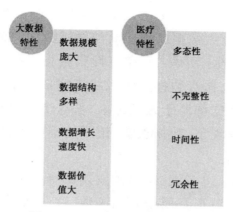

图4-1 医疗大数据的特性

（1）数据规模庞大:一个基因组序列所包含的数据近750MB,一个病理图所包含的数据近5GB。如果所有的CT图、基因组序列、病理图所包含的数据叠加起来,其形成的数据规模难以估计。

（2）数据结构多样:医疗数据所覆盖的数据存储形式非常多,包括各种结构化表、非结构化文本、医疗影像等。

（3）数据增长速度快:首先,医疗信息服务中存在很多在线数据或者实时数据,如临床诊断及用药建议、健康指标预警、流行病分析报表等;其次,受信息技术快速发展的影响,数字化的医疗信息数量越来越多,在未来很长一段时间里,医疗数据将以非常快的速度增长。

（4）数据价值大:数据就是资产,医疗大数据不仅关系着每个人的生活,还关系着国家与全球疾病防控工作的有序开展,关系着新药品研发、疑难杂症解决能力的提升。

（二）医疗性

除大数据的特性之外,医疗大数据还具有一些医疗领域的特征,如多态性、不完整性、时间性、冗余性等,具体分析如下。

（1）多态性：医疗大数据包含的数据形态非常多，有体验、化验结果等纯数据，脑电、心电信号等信号数据，B超、X线等图像数据，检测报告、病史等文字数据，科普动画数据，音频数据，等等，该特征是医疗大数据区别于其他领域数据的典型特征。

（2）不完整性：所谓"不完整性"，是指医疗数据的收集及处理过程经常脱节，医疗数据库难以将疾病信息全面反映出来。再加上很多医疗数据都源于人工记录，从这个渠道获取的数据经常出现残缺不全等现象，数据表达、记录的不确定，使医疗大数据的完整性深受影响。

（3）时间性：患者就诊、疾病发病都有一个时间长度，医学检测形成的图像及波形都属于时间函数，这些赋予了医疗大数据时序性的特点。

（4）冗余性：医学数据量较大，每天都会生成大量的数据信息，其中数据难免具有重复性、无关紧要性和矛盾性，使得医疗大数据具有了冗余性的特点。

三、大数据在医疗领域的应用体现

从原始积累到逐渐成熟，医疗大数据究竟有何实际效用呢？麦肯锡发布的某篇报告表示，如果医疗大数据能在医疗保健领域得以有效应用，医疗机构与消费者能节省的资金将达4 500亿美元。虽然迄今为止该论断尚未得到验证，但医疗大数据能在医疗行业广泛应用已是不争的事实。从现实情况来看，大数据在医疗行业中的应用主要表现在以下几个方面。

（一）服务居民

借助医疗大数据构建居民健康指导服务系统，为居民提供精准医疗服务、个性化健康指导服务，将医院服务、社区服务及线上服务串联起来，为居民提供连续性的医疗健康服务。例如，为居民提供高血压、糖尿病等慢性疾病的干预、管理、健康指导等方面的服务,缩短患者的住院时间,减少急诊事件的发生频率,提升家庭护理比例及门诊医生预约量。

（二）服务医生

医疗大数据可为医生的临床决策提供有效支持,如药品不良反应分析、抗生素应用分析等。除此之外,医疗大数据还可以为个性化治疗方案的制定提供帮助。

（三）服务科研

医疗大数据可以为科研工作服务,如进行诊断和预测疾病、分析临床试验数据等。例如,在某重大疾病暴发时,使用大数据对该疾病的易感基因进行分析,对极端表现人群进行识别,为其提供有效的解决方案。

（四）服务管理机构

医疗大数据可以为管理机构服务,例如,对管理绩效进行分析,对公众健康进行监测,对临床路径进行优化,对流行病的预防干预措施进行评价,等等。

（五）服务公众健康

医疗大数据可为公众健康服务,例如,对社会上存在的威胁健康的因素进行监控、预警,构建网络平台,优化社区服务,等等。

四、颠覆传统"一对一"医疗服务模式

大数据技术的发展成熟推动人类社会进入 DT 时代,也使各行业在思维方式、价值理念、运作模式等方面面临新一轮的颠覆、变革与重塑。以互联网和信息化为基础的大数据是一种全新的生产要素,具有精准性、客观性和科学性,在对传统行业的渗透融

合中，也为其注入了新的活力：面对复杂多变的外部商业环境和市场需求，企业可以借助大数据技术对数据信息进行深度管理、挖掘与分析，从而实现精准预测、及时预警、有效指引等。

在互联网信息化时代之前，信息传播交互因受时间和空间限制而呈现出严重的不对称性，很多传统商业模式也是建立在这种信息不对称基础上的，如电视台、报纸等广告模式。然而随着互联网对社会各个方面的渗透融合，其高度透明、开放、共享的特质消除了以往的信息不对称现象，任何人都可以通过互联网平台获取想要的任何信息，同时世界中的人、事、物也基于自身产生的大量数据而建立起了更为紧密的联结。

如此，基于信息不对称而建立的传统商业模式逐渐丧失了生存空间，面临着变革、转型与再造。以大数据为基础的产业互联网成为未来的主流商业模式之一。而根据国际数据公司的调查研究，近几年全球产出的数据总量高达数个 ZB（Zettabyte，10 万亿亿字节），人类社会正步入大数据时代。

从医疗服务行业来看，医学大数据覆盖了与人们健康相关的各个方面，如临场医疗、公共卫生、医药研发、医疗市场、健康管理、气候与环境、精神与心理学、人类遗传学与组学、社会人口学等。对这些健康大数据的深度整合、挖掘、分析，有利于我国医疗服务行业突破资源分配不均、供需失衡、效率低下、"信息孤岛"等诸多困境，并为医疗卫生体系改革和医疗产业发展提供新的思路和方向，实现智慧医疗。

基于大数据技术在医疗领域的深度应用，美国斯坦福大学医学院的一些极具创新精神的医学专家联合硅谷中的医疗产业专家，开发了一个全新的智能医疗系统——"和你一样的病人"。病患可以通过这个系统自查疾病，提前对自身的病情有所了解和判断，最大限度地减少医生误诊或漏诊的情况；而对医生来说，该智能系统也是一个最佳帮手，有助于突破自身的经验局限，做出更精确合理的判断和诊疗。

因此，如果现在还有医生去抱怨患者在正式就医前先上网查看自己可能得了什么病,只能说明他还固守着传统"一对一"的医疗服务模式,而没有看到大数据的深度渗透与应用对传统医疗产业带来的颠覆性变革。

当前,这一系统积累的有关药物、治疗方案、病例信息等数据已达上百万条,当人们输入自己的身体状况、年龄、不适部位等信息后,系统便会给出一个精确的诊断结果和最佳的诊疗方案。而且,由于这一智能医疗系统拥有庞大的病人就医数据和各种案例信息,因此诊疗方案常常比医生制定的更为合理有效。因为医生对病情的诊断和治疗主要来源于自身的经验积累,但即便数十年的积累,也远远无法与基于大数据的智能系统相媲美。

由此,随着大数据在医疗领域更广泛、更深度的应用,以往"一对一"的诊疗模式将被颠覆重塑。例如,哈佛大学医学院的医生已经经尝试为乳腺癌患者提供新的诊疗方式:在智能医疗大数据系统中找到全美所有的乳腺癌患者病历,从中筛选出与患者具有相同或相似年龄、生活环境、突变基因等的病历,再选取一个生存期和生活质量最高的案例作为患者的最佳诊疗方案。

医疗大数据不仅是医生的最佳助手,帮助提供更好的诊治,而且还能够帮助人们建立更优质的生活方式。通过对医疗健康大数据的深度挖掘分析,人们可以更准确地判断不同的生活方式,从而为政府、医保政策制定者、医院和个人提供更有效的生活方式指导。

移动互联网、大数据等的不断发展将人类社会带入一个全面快速创新的时代,也让医疗健康产业找到了改善社区乃至全球健康水准、创新医疗服务模式的方向和机会。当前来看,医疗大数据的应用领域主要涉及危重病患护理、罕见疾病诊疗决策辅助、肿瘤精准医疗、慢病调研防治等。

五、医疗大数据的未来展望

不难发现,大数据的出现俨然已经使传统医疗模式发生改变。着眼于未来，我们有理由相信大数据将是决定医疗在未来的发展道路上能否变得智慧的重要因素之一。那么，接轨于大数据的医疗到底将走向何方？本书认为医疗大数据的未来大致会在社会化医学和个性化医疗两个方向上。

曾任美国克利夫兰医学中心（Cleveland Clinic）心血管科主任的美国心脏病学家埃里克·托普（Eric Topol），出版了一本称为《颠覆医疗》的书。在书中，他认为，互联网的沉浸式和参与式文化培养了消费者，"每10个美国人中就有超过8个在网络上查询与健康相关的问题"，甚至有的"患者会带着一系列摘自网络的医学问题"去访问医生，对自身病情、疾病和药物的知悉程度较过去高出许多，与此同时，医生的权威性大幅度降低。由此可见，这就是大数据医疗未来的趋势之一——社会化医学。

社会化医学，所面对的已不仅仅是医生和患者了，除了医疗行业本身之外，还会引起政务、教育、商业等各个领域的变革，并且这种进步可能会深刻改变人们的生活方式。

以政务领悟的变革为例。在政务领域，社会化医学可以在医疗相关数据发布、国民健康生活引导和医疗保险欺诈防范三个方面有所建树。对政府来说，定期发布医疗相关数据，将有利于提高医疗过程中数据的透明度，能使医疗机构及其从业者的绩效更透明，直接精简业务流程，降低医疗成本，间接提高医疗或护理服务的质量，从而为医疗服务机构带来额外的业绩增长潜力，为患者带来更好的体验，进而改善医患关系。

同时，从覆盖全国的患者健康档案中进行疾病模式分析，能够确定哪些人是某类疾病的易感人群。举例来说，可以帮助识别哪些患者有患高血压、糖尿病或其他慢性疾病的风险，使这些人尽早接受预防性保健方案，以此引导国民健康生活。

另外，面对医疗保险普遍面临的欺诈与滥用问题，我国还存在着大处方、人情方、检查比例高和医保卡重复使用等问题。据评估，每年有2%～4%的医疗索赔存在欺诈性的或不合理的问题，所以检测索赔欺诈具有很大的经济意义，同时由于原始数据的存在使得欺诈是可追溯的。

大数据医疗未来的趋势之二——个性化医疗,是指以个人基因组数据为基础,结合蛋白质组合代谢组等相关内环境数据考察遗传变异、对特定疾病的易感性和对特殊药物的反应的关系,为患者量身设计出最佳治疗方案,以期达到治疗效果最大化和副作用最小化的定制医疗模式。

托普在他的《颠覆医疗》里面举了一个切身感受的例子。他说,在 2002 年曾亲历过一个"个性化医疗"事件,事件涉及一名患有成胶质细胞脑瘤的亿万富翁。这种病症的病情特征是预后极差,大多数人在被确诊后存活期一般不超过一年,由于这位患者非常有钱,他利用自己的资源把国际上所有的医学权威人士都召集在一起,召开了一场顶尖峰会,以选择合适的实验方法延长其预期寿命,最终尝试了很多新方法推迟了死亡。

由此可见,在过去,个性化医疗是昂贵而稀少的。但是,从理论上讲,个性化医疗应该是针对疾病本身发病机制个性化的必然要求。而在现有研究中,通过对医疗大数据的分析和利用,已然可以完善个性化医疗。较著名的是德国默克公司正在与 Regenstrief 研究院一起实施的个性化医疗项目。这个项目考察遗传变异、对特定疾病的易感性和对特殊药物的反应三者之间的关系,然后在药物研发和用药过程中考虑个人的遗传变异因素。针对不同的患者采取不同的诊疗方案,或者根据患者的实际情况调整药物剂量,可以减少副作用。与个性化医疗相关的研究包括生物基因组序列、基于基因的新药研发、个人健康信息管理三个方面。

综上所述,社会化医学和个性化医疗,将是医疗大数据未来最重要的应用领域。

第三节　传统零售药店的转型

一、传统零售药店运营的困境

药品零售门店是医药零售企业与消费者连接的"前沿阵地"，对企业战略目标的落地、财务业绩目标的完成、服务水平的提升有着关键影响。然而，作为最基本的业务单位，很多医药企业的零售药店运营都存在着以下三个困境，如图 4-2 所示。

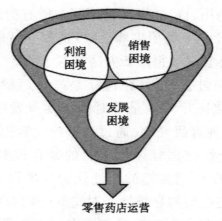

图 4-2　零售药店运营的三个困境

（一）销售困境

药品作为一种刚性消费需求商品，其市场规模相对固定，这导致药品零售行业的竞争十分惨烈。某家门店销售业绩的提升，意味着其他门店的市场份额减少，更多医院处方的流入，或者非药品销量的增加。

不过，从当前国内零售药店的实际运营来看，通过增加非药品的方式提升销售业绩相当困难，而且药店销售品类的多元化会削弱其专业性优势。因此是否应该进行多元化，以及如何平衡专业化与多元化,都还需要慎重考虑。

此外,随着医药零售市场竞争的白热化,药店惯用的促销手段已无法帮助其成功抢夺其他门店的客源;而在争取医院处方流入方面,很多药店更是束手无策。这些都使得众多零售药店越来越陷入"销售焦虑"之中。

（二）利润困境

销售困境必然会影响药店的盈利水平,但这并不是最主要的,因为药店可以借助多种方式改善销售状况。对药店利润影响更大,也令药店更难以应对的是来自基层医疗机构药品的零差率销售、政府部门对药品的行政性强制降价,以及不断攀升的门店经营成本。

基层医疗机构通过药品零差率销售和医保报销政策,对零售药店建立起完全的竞争优势,实现了对药品零售市场份额的有力争夺;同时,零售药店还必须根据监管部门的规定在门店中配备一定数量微利甚至无利的基药品种,再加上经营成本的不断提高,很多药店都不可避免地陷入"利润困境"。

（三）发展困境

如果不能从"利润困境"中突围,那么药店的任何发展都是"空中楼阁",医药零售企业的长远发展也自然无从谈起。企业要么被其他成功发展的同行"吞并",要么进行业务转型。然而,不论是内部日益激烈的市场竞争还是外部不容乐观的大环境,都使传统医药零售企业在发展方面举步维艰。

为了突破上述运营困境的束缚,国内医药零售领域的从业者做了很多尝试,如引进百货、化妆品、器械等实现业务的多元化发展,开设网上药店进行线上线下的多渠道营销,开办诊所为客户提供更好的药品推荐和用药指导,等等。

虽然受制于药店自身的战略定位和发展目标,人们能够找到的突围方式并不多，但这些服务项目的增加确实在一定程度上改善了药店的运营状况。只是这些举措能否从根本上帮助零售药店"破局"，还需要首先分析一下当前药店陷入困境的原因。

二、传统零售药店陷入困境的原因

零售药店陷入困境的原因主要有以下几点，如图 4-3 所示。

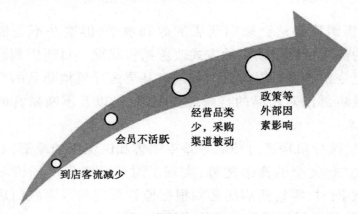

政策等
外部因
素影响

经营品类
少，采购
渠道被动

会员不活跃

到店客流减少

图 4-3 零售药店陷入困境的主要原因

（一）到店客流减少

与其他商品相比，药品零售是一个低频业态，超市每天都会有很多人光顾，而去药店的人却不多。同时，药店数量的不断增加使低频问题更加突出：当每个小区周边都有很多药店时，以往的"区位"优势也就不复存在，而同质化的经营竞争会使人们将便捷性作为第一选择，从而导致了药店客流量的不断减少。

（二）会员不活跃

这主要是由于多数药店没有创新突破，同质化、单一化，无法真正实现与会员的互动，自然也就不能通过会员政策吸引和黏住用户，获取更多效益。比如，大多数药店的会员就是一个卡和号码；所谓的会员活动也是比较单一的降价促销、折扣或积分礼品；另外也有少数药店会放置一些检测仪器，或者通过健康知识讲座等会销方式增加销量。

整体来看，多数药店的会员机制都过于单一，无法为会员提供更优质的服务并帮助会员长久成长，因此自然也无法获得会员的高度认同和忠诚。一个明显的例子是，居民在小区周边的每家药店都办理了会员卡，但对每个药店都缺乏忠诚度，基本上是哪一个药店好处更多就会去哪一家。缺乏创新和特色的同质化的营销与服务必然导致会员的低活跃度。

（三）经营品类少，采购渠道被动

药物品类少、采购渠道被动，也是多数零售药店陷入运营困境的重要原因。药品消费是一种刚需，药店只能被动等待有需要的人前来。

然而，在医药物流和配送服务不断优化升级的情况下，药店的这种保守性经营使它们很难及时精准地获取快速变化的市场需求信息，不知道也没有足够的渠道了解最新的产品。信息的缺乏导致药店无法实现更合理的药品经营选择，而只能凭借之前对市场的理解进行经营。

（四）政策等外部因素影响

医药体制改革的深化必然会导致药价的持续下跌，处方药限售、医保体系对药店经营品类的限制、社区医疗机构对基本药物的零差率销售等因素，也会使零售药店能够获得的毛利润持续减少；同时，不断攀升的店铺租赁和人力成本也对实体零售药店的运营造成了很大影响，使零售药店面临着越来越大的发展压力。

当然，零售药店也不会一直处在"囧途"。不论是 2016 年政府工作报告中明确提出的"协调推进医疗、医保、医药联动改革"，医疗机构对药品消费影响力的增强，还是国家逐渐放开处方药的院外销售，都为零售药店运营状况的改善提供了有利环境。

传统零售药店正处于一个机遇和困境并存的阶段。如果药店能够顺应"互联网+"的大潮，借助互联网思维、技术、渠道和平台有效整合更多社会资源，并以互联网创新思维变革重塑以往的经营模式，那么走出困境、获得更强生命力也并非不可能。

三、零售药店的五大转型路径

在无力改变外部竞争和发展环境的情况下，传统医药零售企业可以从以下几个路径出发进行"脱困转型"，如图4-4所示。

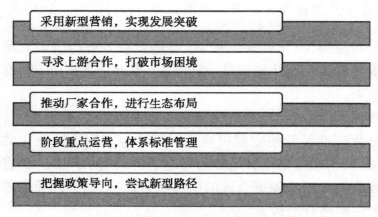

采用新型营销，实现发展突破

寻求上游合作，打破市场困境

推动厂家合作，进行生态布局

阶段重点运营，体系标准管理

把握政策导向，尝试新型路径

图4-4　零售药店的五大转型路径

（一）采用新型营销，实现发展突破

国家新医改政策的出台和落地，将导致医药零售领域市场格局的颠覆重组。面对当前的药店运营困境，医药零售企业应该积极创新营销思维和模式，通过社区情感营销提高门店经营效果，实现发展突破。

具体来看，就是以社区为营销场所，基于社区消费者的个人情感需求差异，有针对性地进行情感活动、服务、促销、宣传，以便引起社区用户的情感共鸣，实现药店营销的战略目标和品牌形象的打造。

同时，随着居民健康管理和保健意识的增强，药店要改变以往单纯销售药品的状况,通过变革以往名不副实的保健产品的营销模式,重建与消费者的信任关系,将营销重点从偏重疗效宣传逐步转移到能与消费者实现更紧密连接交互的情感营销层面。

另外,对那些受限于地理位置而导致药品采购成本较高、无法在激烈的药品零售市场中建立价格优势的中小药店来说,可以借助口碑营销传播等方式进行差异化的竞争,即深耕大药店或连锁药店缺位的细分长尾市场,打造出独特的药店形象和口碑,进而通过消费者的口碑营销、互动营销实现生存发展。

(二)寻求上游合作,打破市场困境

我国政府根据 RX(处方药)和 OTC(非处方药)对药品销售进行分级管理。根据相关规定,在没有医生处方的情况下,普通药店不能销售 RX 药品;而对于安全范围广、副作用较少的 OTC 药品,不仅医院和药店可以售卖,超市、便利店、宾馆等大众零售终端在通过审批后也可以销售乙类 OTC 药品。

因此,如果传统医药零售企业一直困守于 OTC 市场,必然会在医院收紧处方流出和其他大众零售终端对 OTC 市场的不断争抢下,面临越来越大的经营困境。

针对 OTC 市场的困局,近两年一些医药零售企业已开始尝试与上游医院或医疗机构进行合作,通过合办医院第二药房的形式布局 RX 市场。比如,天士力大药房就与天津医大总院在医院内部合作开办了 RX 药店。这种连锁药店与医院合作开店的模式无疑是一种新的探索和创新,为医药零售企业打破 OTC 市场困境、改善整体经营状况提供了新的路径。

具体来看,合作药店中经营的药物品类选择由医院药剂科主导,将覆盖各类稀贵药物、靶向治疗的肿瘤药物、罕见病的用药以及药事会召开之前的临时用药。对传统零售药店来说,由于合作药店是医院指定的院内药店,因此在销售额与利润率方面将有充分保障,而企业强大的资源配置与协调能力也能保证药品的及时配送;对医院来说,这种第二药房模式也有利于降低药占比和增加用药名单时造成的政策性风险。

（三）推动厂家合作，进行生态布局

国家基药政策对医药产业的整体发展影响巨大。2013 年卫生部公布新版基药目录后，各地也根据具体的区域需求公布了增补目录。一方面，很多制药企业努力推动自身产品进入基药目录；另一方面，也有一部分基药目录中的低价药品因无法满足商家的利润诉求而消失。

为此，国家卫生计生委等八部门于 2014 年 4 月联合下发了《关于做好常用低价药品供应保障工作的意见》，允许制药厂、药店等生产经营者基于药物的生产成本和市场供需状况，在规定的范围内自行调整零售价格、获取合理利润，以保证低价药品生产供应的持续性。

对传统零售药店来说，要摆脱经营困境，就不能困守基药市场，而应通过更多基药目录以外的药品进行创收；那些没有进入基药目录的制药企业也十分乐意通过与终端药店的合作实现药品零售市场的开拓培育。

另外，一些实力雄厚的制药企业在大健康领域的生态布局，也为传统药店的突围转型提供了契机，如天士力集团推出的帝泊洱茶和丹参牙膏、康美药业上线的菊皇茶精品饮片、东阿阿胶的膏方工坊等。

（四）阶段重点运营，体系标准管理

一些药店还通过打造阶段性重点运营模式和标准化管理体系来改善当前不断恶化的运营状况。具体来看，医药零售企业在不同成长阶段的发展目标和战略定位不同，其对实体门店的管控方向和重心也必然有所差异，因此需要结合具体的阶段性目标和战略，明确和优化药店运营模式的主线和内容，进而实现低成本、高成效的管控。

同时,在零售药店的连锁化运营中,企业还需要明确、精准地定位前台和后台的角色职责,以使各部门和岗位"各安其职、各尽其责",避免相互扯皮的情况,提高整体工作效率。

在标准化运作与管理体系的打造上,零售药店需要从商品、人力、作业体系等多个方面着力。一方面,根据自身具体情况进行差异化、特色化经营,通过差异化策略打造竞争优势;同时将原先的"决策＋执行"转为更简便和易于操作的"按标准执行"模式,以增强药店经营管理的稳定性。另一方面,加强对门店员工的培训引导,提升员工的职责和服务意识,最大限度地避免药店员工偏重短期销售业绩而忽略客户服务、口碑塑造等长期效益的情况。

（五）把握政策导向，尝试新型路径

"互联网＋"对社会各方面的渗透融合也带动了近些年网上药店的火爆,医药电商成为药品和健康保健产品的新型零售模式。不过一个值得深思的现象是,与其他零售电商迅猛发展的情形相比,医药零售电商领域的发展却不尽如人意:没有形成明确的业态格局,缺乏有影响力的行业龙头企业,消费者、知名医药企业、政府、资本市场等对这一模式也缺乏深度认同和接纳。

不过,"互联网＋"背景下,医药电商是传统零售药店转型突围无法绕开的环节;同时,近几年的探索尝试也为零售药店转型医药电商提供了更多选择。

1. 品牌电商模式

借鉴其他零售电商的成功经验和模式,通过巨额投入进行线上线下推广,以快速打造自身网站的品牌形象,增强影响力。品牌电商模式需要以雄厚的资金实力为基础,如此才能通过短时间内不计成本产出的高额营销投入快速建立行业地位,进而借助资本市场的力量实现自我的成长壮大。

2. 稳健发展模式

稳健发展模式以销售和利润为核心，通过各种方式拓展药品营销渠道，并不在意品牌形象的塑造，而是"哪里有客户和市场就去哪里"。这要求传统零售药店从保守的"坐商"转变为极具探索精神、紧贴客户运转的"行商"。

3. 联合发展模式

联合发展模式即改变以往"单打独斗"的模式，基于自身的流量、资金或技术优势，寻找合适的互补类型伙伴，通过优势互补建立团队竞争优势，从而实现更好更快的联合发展。这种优势互补的联合发展模式体现了互联网的开放、协作、共享、共赢精神，具有高起点、高速度、低成本的特点。比如，京东商城和九州通医药集团合作运营的京东好药师，初期就受到了市场和消费者的高度关注和认可。

4. 特色发展模式

基于产品特色深耕垂直细分市场，打造小众垂直医药电商平台，以更专业的产品和服务提高用户的重复购买率，实现消费者口碑传播和互动营销。这一模式的特征是药店的一切工作都围绕特色产品进行，尽可能强化特色产品的优势，以便为特定目标人群提供极致的产品和服务体验。

移动互联时代下，"互联网+"将是传统零售药店"脱困转型"的最佳路径。零售医药企业应该顺应发展大势，积极主动地迎接"互联网+"新常态下的机遇和挑战，结合自身情况选择合适的发展模式，以实现成功转型和长久健康发展。

四、构建"互联网+药店"解决方案

（一）"互联网+医药"的四种模式

目前，"互联网+医药"采用的模式主要有四种，如图4-5所示。

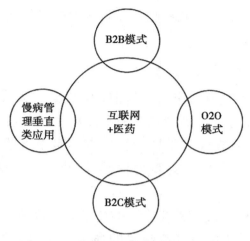

图 4-5 "互联网 + 医药"的四种模式

1.B2B 模式

B2B 模式指的是借助于互联网平台为医药企业和药品零售商打通购销渠道的一种模式,目前,这种模式的应用类型主要有三种。

（1）企业为了方便自己与下游用户的沟通、交易而自发地建立交易平台,典型企业有九州通、珍诚等。

（2）某企业有构建互联网交易第三平台的能力并取得了相关资质,在医药企业、零售机构、医疗门诊之间构建一个用于交易的平台,这种类型的典型有医药网、快易捷等。

（3）某些企业没有取得建立第三平台的资质,只能为医药企业、零售机构、医疗门诊等主体提供一些信息服务,由此而建立信息服务平台,这种类型是较为常见的。

2.O2O 模式

目前,我国医药 O2O 模式的运作是在互联网的高补贴冲流量的支持下进行的,但是由于药店数量大、布点较分散,用户买药很方便。在这样的形势下一旦医药 O2O 模式失去流量补贴的支持,就会难以为继。但是随着线下药品零售渠道的整合、国家相关政策的完善、零售药店和医疗机构的合作,尽管 O2O 模式的发展现状不容乐观,但是在未来是有非常大的发展潜力的。

3.B2C 模式

从目前的发展形势来看,在今后很长的一段时间里,B2C 模式都将占据医药电商的主流。目前,B2C 模式发展的最大问题就是,一方面它没有线下药店的便捷性,另一方面它不具备 O2O 模式的体验性,并且在经营的医药种类方面有很大的局限性。而且,B2C 模式经营的产品种类多为保健品、家用医疗器械和 OTC 的相关药品。

由于国家相关规定的出台,B2C 模式虽然具有价格优势和某些服务能力,但仍面临着被叫停的命运。不过,随着国家相关的监管政策更加完善,未来其仍然可能具有不错的发展前景。

4.慢病管理垂直类应用

在互联网医药体系中,慢病管理垂直类应用也是一分子,且相较于上述三种应用来说,该应用较为成熟。随着人们生活水平的提高,慢病的发生率也越来越高,慢病管理的市场空间越来越大,无论是药店还是医疗机构,都有机会分配到不同的角色,来实现共同发展。

在慢病管理方面,医疗机构可以担任治疗者,药店可以凭借其网点数量多、覆盖范围广、便捷性高的优势担任教育者。通过这样的角色分配,不仅能够降低医疗机构的接诊压力,还能产生很好的社会效益。目前,关于这方面的垂直应用在市场上有很多类型,就高血压、糖尿病等慢病来说,市场已经对其相关元素做出了很好的整合,将专家、医生、药店、消费者串联在了一起。如果药店能借助此整合机会让其为自己的经营服务,就有机会破土而出,实现新生。

（二）整合互联网资源，突破困境

从宏观上来看,区域差异对药店的影响很大,但是在互联网应用方面,药店资源都是大体相同的。因此,通过整合互联网资源,有可能帮助药店突破现有困境,如图4-6所示。

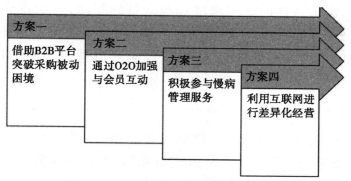

图4-6　"互联网＋药店"的解决方案

1. 借助 B2B 平台突破采购被动困境

大型连锁药店有专人上门服务来解决药品种类单一问题,能够为药店提供多种药品种类和品牌供其选择,但是这种服务不是所有的药店都能享受到的,基本上属于连锁药店的专享。在这样的情况下,普通药店在采购方面就非常被动。而在互联网模式下,借助于 B2B 平台,药店的经营者能够对药品信息有更多的了解,甚至在大数据的帮助下,还能对药品的受欢迎程度进行分析,将被动地接受变为主动地选择。

在主动采购的过程中采购人员需要注意一点:B2B 平台是帮助我们解决采购问题的,不要过分地关注那些优惠活动,而要通过药品采购为药店赢得差异化优势。同时,借助于 B2B 平台,药店还可以和供应商建立供应关系,这样就能大大地扩展商品种类,提升顾客的满意度。

2. 通过 O2O 加强与会员互动

药品经营和其他的商品经营一样,要想获利就要有价格优势和客流量。对于实体药店来说,为了保证客流量,可以双管齐下:其一为让新用户满意,其二为让现有会员满足。这就涉及了会员经营。

一般来说,新用户在某药店购买产品之后就可以成为该药店的会员，加入会员之后，药店会通过手机或者电脑做一些产品推送，通过价格方面的优惠来增加与会员的互动，进而将会员吸引到店中来进行消费。在消费的过程中，通过周到的服务来增强新用户的信任度。对于老会员来说，药店可以进一步扩展其需求，以增加购买的药品种类，增加到店次数。

3. 积极参与慢病管理服务

增强服务的专业度，提供差异化的服务，并不是只有推销药品这一条路，还可以引导药店人员积极参与到慢病管理服务中来。目前，慢性病患病人数大量增加，这些慢病患者拿药的一个重要途径就是药店。药店要充分利用自己的这一优势，积极地为顾客开展健康教育服务，来增强顾客的忠诚度。

目前，在高压的工作状态下，很多药店的工作人员都意识不到这个问题的重要性，觉得健康教育不仅浪费时间，还不能产生绩效，因此非常抵触。为了改变药店员工的这种心理，引导其积极参与到慢病管理中去，要将提供慢病管理服务的重要性讲清楚，并改变绩效考核方法，以提高店员的积极性。

4. 利用互联网进行差异化经营

在"互联网＋药店"的各种应用中，药店是其线下的核心，不需要进行大范围的布局，但是要紧抓先入优势。在互联网环境下，先进入的药店在特色经营方面占据很大优势，可以凭借这一优势实行差异化经营，以增加客流量。

（1）对周围社区的用户组成进行分析，对其消费习惯进行研究，然后对药店进行特色定位，打造一些特色药店。比如针对心脑血管疾病打造一个服务于该疾病治疗的药品、保健品、保健器械等的专属药店，即打造一个这方面的垂直店。此外，还可以增加一些中医理疗、推拿等服务，并借助于第三方平台进行品牌营销。

（2）借助于慢病管理 APP 为药店会员提供一些日常化的服务，以做好会员经营。人群不同，所推荐使用的应用也可以不同，只要能够在后台进行统一的管理即可。

（3）药店可以设置一个专属的交流区来为会员提供各种健康咨询服务，交流区的讲解员可以是药店中专业成绩比较好的专业药师、保健师等，也可以聘请一些社会专业医师定期开展讲座。

五、药店O2O：打通"最后一公里"

目前，医药O2O的需求非常旺盛。相关调查显示，城市白领的购药频率很高，基本上为25天一次。在"互联网+"火爆的当下，药店O2O模式应该借助于当前的机遇，打通"最后一公里"。

（一）药店连锁自主O2O模式

近年来，借助于互联网平台发展的连锁药店非常多，如海王星辰、药房网、金象网等，这些药店在互联网经营方面都取得了不错的成绩。它们以自建的线下实体店铺为基础，汇集了诸多店铺发展优势，同时也存在着一些问题。

1. 药店连锁自主O2O模式的优势

（1）进货渠道方面的优势。相较于其他的产品来说，药品在进货方面必须进行严格把控，以防止出现质量问题，引发灾难性的后果。连锁药店在进货方面就有这种把控优势，能够严格地把控其进货渠道，保证药品的质量安全。

（2）物流配送方面的优势。对消费者来说，网购最担心的问题就是下单之后迟迟收不到货物。而连锁药店凭借其店铺分散点多且范围广的优势，能很好地解决这一问题。顾客在线上下单之后，药店能根据收货地址来调配附近的药店及时地进行药品配送，消除消费者对于物流的担忧。

（3）结算方面的优势。消费者在很多大型连锁药店消费都可以刷医保卡，该措施的实施为实体药店带来了很多手持医保卡的顾客。虽然，目前线上消费还不能刷医保卡，但是不排除未来实现线上用医保卡结算的可能。相较于小药店来说，大型连锁药店在实现这种可能方面更有优势。

（4）购买途径方面的优势。消费者是没有办法在线上购买处方药的。但是，在连锁药店的平台上，这个问题能得到很好的解决。以药房网为例，用户拿到处方单之后，搜寻药房网中离自己最近的一家线下药店，拿着处方单去拿药即可。

（5）用户信任方面的优势。对于药店的经营来说，顾客的信任是非常重要的。顾客为了自己的安全着想，会谨慎地选择、谨慎地下单。大型连锁药店在顾客信任度方面有很多的优势，因为很多大型连锁药店都经过了多年的线下经营，已经有了自己的品牌优势，客户的信任度会很高，这是单纯的电商平台很难具备的优势。

2. 药店连锁自主 O2O 模式存在的问题

尽管连锁药店在 O2O 转型方面有上述诸多优势，但是目前连锁药店在 O2O 模式的实现方面并没有取得意想中的效果。对其进行综合分析，连锁药店在 O2O 转型的过程中必须解决以下问题才有可能成功。

（1）虽然目前很多连锁药店都构建了自己的线上平台，但是这些平台与实体店铺在移动端的结合并没有做好，很多顾客对该平台下属的店铺位置都不甚清楚，降低了消费欲望，减少了消费行为。

（2）很多连锁药店 O2O 平台的服务范围都很局限，只为自己服务，不对其他的兄弟药店开放，使得其辐射范围受到影响，物流配送优势也得不到很好的发挥，同时还为自己带来了更多的竞争者，得不偿失。

（3）在过去，连锁药店在构建 PC 商城的时候从百度那里获得了不少支持。但是，在移动互联网时代，移动端的布局问题成为连锁药店 O2O 转型的致命问题。

（二）综合型 O2O 平台

综合型 O2O 平台与连锁药店 O2O 平台二者之间最大的区别

是：连锁药店搭建 O2O 平台的目的是为自己服务，而综合型 O2O 平台搭建的目的是为所有的连锁药店服务。

1. 自建物流平台

自建物流平台是与线下连锁药店合作以组建专业的物流配送团队的一种模式，该模式属于重资产服务模式的一种，以快方送药、送药360为代表，有明显的优劣势之分。

（1）优势：在自建物流平台模式下，组建的是自己的物流团队，人员也隶属于自己，容易实现规范化管理，服务质量也能得以有效提升，从而增加客户的满意度；自建物流平台配送能为药店节省很多配送成本，能争取到更好的药店达成合作关系。

（2）劣势：高人力成本。物流平台建设的前期需要会集大量的配送人员，有员工就要有支出；需负有一定的法律责任，并承担其风险，药品这种产品与其他的产品不同，一旦出现质量问题就是人命关天的大事；在这种配送模式下，该自建物流平台没有仓储中心，都是客户下单之后，快递人员再到药店取货，如果某药店的某药品断货，也没有办法及时在 O2O 平台上显示出来，客户不能获取药品的库存信息，就很可能出现下单之后不能及时收到货物的情况。

2. 依托连锁店建设物流平台

依托连锁店构建的物流平台，其服务模式就是客户在线上下单，然后再经由线下连锁店配送，这种模式属于轻资产模式，以药给力、搜药送、药直达为代表。这种模式也有自己的优劣势。

（1）优势：该模式不需要耗费大量的资金组建物流配送队伍，成本会相对较低；该模式在壮大规模方面有很大的优势，能以最小的时间成本与最多的线下药店建立合作关系，扩大规模；这些轻资产模式的连锁物流平台在流量入口方面有很大的优势。

（2）劣势：由于依托连锁店构建的物流平台没有组建自己专属的物流队伍，因此在物流人员的管理方面就存在一定的缺陷，物流人员服务水平不一，导致客户体验下降。

3. 全产业链 O2O 模式

全产业链 O2O 模式指的是将企业、药店和消费者进行全方位连接的一种 O2O 模式，该模式以叮当送药为代表，在独具优势的同时也存在一定的缺陷。

（1）优势：第一，价格优势。一般来说，药品的流通环节应该是药品生产商—经销商（医院、药店等）—顾客，在价格方面没有什么优势。而这种全产业链的 O2O 模式是同药品生产商达成合作的。以叮当送药为例，该平台与某药品生产商达成合作，争取到了一个较低的价格，利用价格优势自然就能吸引更多的消费者前来购买了。第二，品牌效应、口碑优势。消费者购买药品最不放心的就是安全问题，全产业链 O2O 模式能很好地解决这一问题。以叮当送药为例，叮当送药为了打造自己的品牌优势，和全国两百多家知名的药品生产企业合作，打造了"FSC 药企联盟健康服务工程"，为其赢得了很好的口碑，提升了消费者的信任度。

（2）劣势：该模式在商家合作方面有一定的局限性，比如叮当送药，与其合作的线下店铺就数目较少，不利于其拓展规模；该模式在拓展配送范围方面使用的方法存在缺陷，以叮当送药为例，它是靠布局线下店铺来拓展配送范围的，这种方法不仅见效慢，成本还高。

4. 医药大众点评

说到医药大众点评，就不能不提掌上药店了。这是一个医药类的大众点评平台，该平台利用消费者获知病情、病症、发病原因、药品信息、治疗方法等信息的需求，为问询者解答问题，提供指导，从而积累了一些用户。但是该平台上的问询者比较多，达成购买交易的情况比较少，经营效果尚可。

（三）药店 O2O 模式的机会与风险

从当前药店 O2O 模式的发展实际来看，在未来有一定的发展机会，也有一定的风险。

1. 药店 O2O 模式的机会

目前,对于药店"互联网+"模式来说,阻碍其发展的最大问题无非有两个,其一是用户接受度较低,其二是配送不及时。当然其他的问题也有,只是相对来说表现得不是十分明显。而 O2O 模式的出现给这两个问题提出了一个很好的解决思路,传统药店完全有机会借助这一模式实现转型发展。

2. 药店 O2O 模式的风险

O2O 平台的竞争者很多,有很大的竞争压力。面对 O2O 模式的发展机遇,不仅垂直电商开始朝着 O2O 模式转型,传统的线下店铺也在努力地跻身其中。以七乐康为代表的垂直电商,目前正在致力于打造线下体验店,以期实现线上和线下的联合。

第四节　"互联网+"保险的模式创新

一、"互联网+健康保险"崛起的契机

（一）互联网的发展带来重塑市场之机

进入移动互联网时代以来,信息技术一直以飞快的速度发展着,而经济形势与社会环境也是日新月异,随之而来的是消费者的消费行为也发生了巨大的改变。这样一来,互联网保险便有了乘风破浪之势。在如此形势下,保险公司唯有及时地跟进市场动态、响应消费者行为的变化,并在此基础上应用先进的科学技术,才有可能在重塑市场格局的过程中抢得先机。

互联网从兴起到深入大众生活仅仅用了十几年的时间,而移动智能终端设备更是只在短短的几年里就得到了大规模的普及与应用。在以往的发展中,保险行业与消费者之间一直没有足够的互动行为,当前必须紧抓时代机遇,与消费者建立起一种比较

密切的联系，以防沦落为单纯的产品供应商，不得不将自身产品制造出的利润让渡给移动互联分销商。然而，要做到这一点并非易事。

（二）社交平台对用户的影响不容忽视

全球性管理咨询公司 BCG 的调研显示，在保险领域中，越来越多的用户选择了从网络上了解或推荐保险公司或产品。在其调查范围内，有 26% 的被调查者在社交平台上对所信赖的保险公司进行了推荐，21% 的被调查者通过家人或朋友在社交平台上的推荐决定了购买意向。

在移动互联网高度融入大众生活的今天，消费者对社交平台有了更进一步的依赖与信任。之后会有更多的人加入进来，并在此对保险产品进行讨论、对比与筛选，甚至是直接购买。如果保险公司能够有针对性地制定出良好的社交策略，必定可以将品牌推广出去并形成一定的品牌效应。

（三）云计算极大降低企业计算成本

云计算的出现为企业节省了大量的计算成本，IT 运营成本也由此得到了大幅度的降低，而企业便可以在创新方面投入更多的资金。如今，云技术已经得到了较为广泛的应用，其中就不乏一些保险公司。

从某种意义上来讲，云技术的应用对于中小规模的保险企业是非常有利的。因为这些企业可以用尽可能少的成本来购买计算和服务能力，从而获得高质量，且能够与大公司比肩的 IT 服务与能力。

（四）物联网等技术驱动行业发展

随着科技手段的不断发展，许多保险公司都将相关的先进技术应用到了自己的产品与服务之中，从而使得诸多险种发生了改变。比如说,西方的欧洲国家尤其是意大利和英国,对于传感器的应用已经比较成熟,这一设备能够监控驾驶人,并对其驾驶习惯进行反馈,保险公司就可以通过这一反馈来确定其具体的保费金额。

目前,智能穿戴设备已在全球范围内得到应用,保险公司可以将之应用到寿险与健康险等产品中,被保险人通过佩戴这类设备可以及时地了解到自身的生理数据与健康状况,及早地做出防范健康风险的措施。如此一来,保险公司的理赔率就会得到一定程度的降低。由此可见,物联网技术在此领域能够发挥出的作用是极大的。

二、传统保险模式的创新与颠覆

实际上,保险公司早就已经有意识地对既有的业务模式进行改善了,经过多年的努力,其传统模式正在逐步地向互联网模式过渡。

首先,数字化方式已经全方位地深入到了消费者的日常生活之中,消费者对其也逐渐有了高度的依赖。保险公司纷纷将用户体验放到了重要的战略位置上,并思考如何建立起最有效果的数字化体验模式。

相关调查显示,国内的消费者对保险公司有着三个方面的希冀:第一,希望产品服务能够体现出个性化;第二,希望公司对客户的隐私予以保护;第三,希望拥有更为简单便捷的用户界面。如果相关企业能够在此基础上进行适当的改进,必定能够提升用户体验,进而赢得更多消费者的青睐。

其次,越来越先进的技术被应用到了公司的运营之中,这样一来其运营成本就得到了降低,效率则获得了提升。在国外的保险行业中,许多企业都凭借先进技术的应用大幅度地降低了运营成本。比如在车险方面,运用了信息技术之后,综合的赔付率降低了 16% ~22%。

最后,在大数据的重要性不断得到凸显的今天,保险行业也开始对数据价值进行积极的挖掘。

在传统的经营模式中,保险公司也积累了大量的数据,但是却因种种原因造成了诸多关键信息数据缺失或是信息有误的情况。保险公司要想最大限度地利用起数据价值,就必须将这些缺乏或错误的信息填补、纠正过来。其实,如果能够通过分享信息来获取切实利益的话,那么大多数的消费者都会有这种意向。一般来说,消费者更能接受用信息分享来换取减价或是更便捷的理赔流程。

除了上述改良方式之外,也出现了许多颠覆性的业务模式。

目前,在健康保险领域有一种较为前沿的模式,它根据细分的需求聚集起同类的客户,并将他们组成一个小组,小组内的成员共担风险、共享收益。他们会共享一个资金池,如果需要理赔就从中提取,用完之后公司再介入赔付,若是年底有结余则返还给客户。

这样的模式能够在一定程度上降低获得用户的成本,而且还有着较好的激励机制,组内成员会自行选择低风险的用户、剔除高风险的用户,这样便使得公司的整体风险有所降低。

此外,还有一种极具颠覆性的创新,那就是构建生态系统。具体有两种方式,一种是自己构建,一种是与他人合作,前者如中国平安集团,后者如德国安联集团。

三、数字化时代的保险业转型

(一)从意识上进行全面武装,转变思维观念

在中国,金融就像是一块散发着香气的大蛋糕,大大小小的企业都想进来分一杯羹,而阿里巴巴、腾讯等互联网巨头更是已经"磨刀霍霍向金融"。在互联网公司的介入下,消费者的习惯与期望都会有所改变。对此,保险公司应及早制定应对之策,不断

从渠道整合、数字化等多方面提升自身优势,以求满足消费者日益增长的需求。

（二）制定明确的发展战略,逐步实现数字化转型

具体说来就是明确其定位、路线、生态圈以及合作战略等。

所谓定位,其实就是指各企业在应用与发展数字化上所期望的最高与最终目标是什么。有的企业会将重心放在以消费者为中心、不断提升用户体验上面;有的企业会将重心放到构建生态系统上面;也有的企业会将重心放在提升数字化能力上面。总之,不同的企业会根据自身的具体情况做出不同的选择。

确定定位之后,就需要绘制路线图了。为了实现企业制定的战略发展目标,这方面会涉及组织架构、企业文化、产品创新等多方面的措施,所以必须循序渐进。

（三）提升企业的数字化能力,以创新驱动转型

进行这一步时需要注意,要抛弃传统的投资回报理念,不怕失败、不怕困难,学习互联网企业的创新能力与试错文化,用创新管理与文化来武装自己。在实现数字化时不能流于表面,必须深入到核心流程中,而且要保证整个业务流程的完整性,不能将之割裂开来。

在当前这个快速变化的时代,企业一方面需要借助足够的科技力量来维持企业传统运营的稳定;另一方面需要释放更多时间、资源与精力,获取创新能力以适应当前形势的要求。对此,保险公司必须具备适应能力,既保证既有业务的活力,又输送新业务的新鲜血液。

总之,时代带来的形势剧变对全球的保险业都有所冲击,信息技术不断更新换代,人们的消费生活产生了颠覆性的变化,这都在一定程度上促成了保险业的重塑。尽管行业并没有一个统一的改良标准与创新尺度,但任何企业都已无退路。当前,行业

内如安联、平安一类的巨头已经付诸了行动,一些小而美的创新公司与模式也给予了我们足够的想象空间。

四、我国商业健康保险面临的问题

就我国的保险行业现状来说,商业健康险在发展中主要面临以下几个问题,如图 4-7 所示。

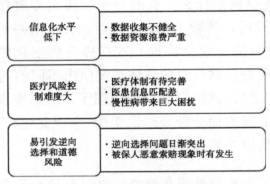

图 4-7　商业健康保险面临的问题

（一）信息化水平低下

1. 数据收集不健全

我国健康保险行业的发展时间还比较短,仅有三十几年的时间,与人体健康状况发展变化的整个过程相比时间很短暂,该过程中对于各种疾病的地域分布及其发病率、各地区的医疗费用投入等各方面的数据收集整理得不完善。再者,由于环境的巨大变化、医疗条件和科技水平在近年来的迅速发展,之前收集的数据对于今天的参考价值也十分有限。

国内的综合健康指数存在下滑现象,在联合国发布的有关人类健康的相关报道中,中国的排名情况由 2010 年的第 89 位下降到了第 101 位。并且,由于医疗条件和相关机制的变化革新,诊疗成本也快速升高。如果保险行业还是墨守成规,依据以往的数据统计结果制定收费机制,其盈利能力可能出现持续性下降。

2. 数据资源浪费严重

现在国内有关健康的数据应用平台还未真正投入应用,至于各省份的健康数据平台,部分还未建设完毕。同时,这些数据还没有做到和保险行业共享,在保险行业也没有与各个公司公用的数据共享平台实现对接。种种现状导致本就没有健全的数据资源,分布也十分散乱,最终无法进行深度的数据挖掘。

与此同时,保险公司的现代化信息建设很不健全,它们的数据收录仅仅是保单的内容信息,对于同样重要的入保人员的健康信息、被保人的病史、医疗信息、诊疗流程等只是单纯以书面形式记录下来,并没有得到有效利用。

(二)医疗风险控制难度大

1. 医疗体制有待完善

在中国传统医疗体制下,用药品的高利润提升医院的经济效益,医院与制药公司在共同利益的驱使下达成合作关系;公立医院的运营趋向于商业化方向,其公益性不断降低;私立医院则将利润获得作为主导,普通百姓难以支付高昂的诊疗费用及药品花销;再加上医生与病人之间的矛盾越来越严重,在这种情况下,为了降低自己承担的责任,很多医生无论大病小病都让患者参加一项项检查,经历一轮轮诊疗,造成医疗成本持续增加。

数据统计显示,由于药物滥用、过度检查造成的医疗资源浪费占到总体的 20% 以上,严重的甚至能达到 30%。

2. 医患信息匹配差

医疗行业从业者需要具备专业的理论知识及实践经验,在具体诊疗过程中,不同患者的病症表现及处理方式也存在较大区别。因此,医生必须具备专业能力,根据病人的具体情况给出有针对性的解决方案。

虽然政府在诊疗费价格上掌握话语权,但医疗从业者可自行掌控具体的诊疗手段、诊疗时间以及病人要参与多少诊疗项目，而且，医院掌控着病人的检查记录。在这种情况下，大部分病人及保险公司对相关信息都知之甚少，无法进行监督，也就不能避免医疗成本的增加。

3. 慢性病带来巨大困扰

如今，国人平均寿命不断增加，导致国内老龄化问题日趋严重，伴随着这个问题出现的，是老年人对医疗服务的需求持续上升，医疗成本也随之增加。另外，国民的生活质量逐渐提升，之前频发的健康问题逐渐得到控制，相比之下，很多在现阶段还没有根治方案的慢性病给许多老年人带来困扰。

统计结果显示，世界范围内的医疗费用平均每年增加 15 至 30 个百分点，其中，我国的医疗费用年均增长接近 20 个百分点。相应地，保险公司在这方面的成本消耗也在不断增加。

（三）易引发逆向选择和道德风险

1. 逆向选择问题日渐突出

因为风险评估能力有限，面临赔付支出持续提高的问题，保险公司只能向投保人收取更多的费用，而这种做法很可能引发逆向选择。从宏观角度来分析，国内大部分民众对保险的重视度不高，很多人怀有侥幸心理，在生病之前会觉得没有必要买保险，到身体出现问题时才意识到健康险能够给自己节省很多费用。

另外，部分被保险人会向保险公司隐瞒自己的真实健康状况，在身体出现问题后才购买健康保险，从而导致保险公司的赔付支出日益提高。

2. 被保人恶意索赔现象时有发生

国内商业健康险实施第三方付费机制，也就是被保人在医院诊疗结束后，将支付单据拿到保险公司要求赔付，保险公司则只能根据医疗机构开具的凭证执行赔付。

从中可以看出,保险公司和医疗机构的运营间是分割开来的。另外,健康保险在很多情况下只在特定年份涵盖某种疾病,到第二年就不再对患有该病的被保人负有赔付责任,导致一些被保人出于尽量为自己节省医疗支出的目的购买保险,还有一些被保人鉴于自己购买了健康险,刻意增加医疗消费以便获得保险公司更多的赔付,或者将家人的医药费用也算在自己身上,向保险公司索赔。

五、"互联网 + 商业健康保险"的发展策略

我国的商业健康保险在发展过程中之所以会存在诸多制约性因素,与国内的医疗体制、法制氛围、信用机制及整体的社会环境密切相关。为了妥善处理好这些问题,要充分发挥医疗行业、相关政府部门以及保险机构的协同作用。

在复杂的大环境下,保险行业应该积极采取措施,如图 4-8 所示,抓住"互联网 +"行动计划实施的机遇,对健康保险的传统发展模式进行改革,加强信息化建设,为国内健康保险的发展注入更多活力。

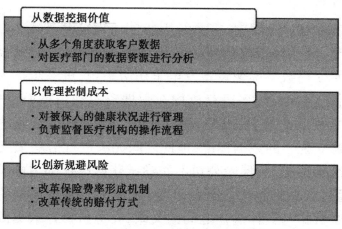

图 4-8　"互联网 + 商业健康保险"的发展策略

（一）从数据挖掘价值

1. 从多个角度获取客户数据

美国调查机构皮尤研究中心的统计结果显示，2016年，中国智能手机的普及率达58%。与此同时，大约有1/5的网络用户使用可穿戴设备，60%以上的用户有购买可穿戴设备的意向。比如苹果的iOS系统中涉及健康管理的移动应用程序在80种以上，医疗类APP更是超过100种。通过这些智能化应用，可以获取用户多样化的健康数据、就诊数据、作息安排数据等，且无须过多的成本投入。

在移动互联网持续发展的今天，使用智能设备及相关应用的用户规模持续增加。保险公司应该联手可穿戴设备及相关应用程序的运营机构，共同推出方便用户随身携带的智能产品，利用网络平台优势获取用户信息并进行深度处理，通过这种方式更加全面地把握用户的真实健康情况，强化疾病风险控制能力，便于自身的业务开展。

2. 对医疗部门的数据资源进行分析

患者在就诊过程中，需要经历挂号、问诊、检查、住院、治疗等各个环节，这些环节能够产生海量数据，再加上现如今很多医疗机构开始使用数字影像设备及电子病历系统，进一步扩大了总体信息规模。然而，很多医疗机构在数据资源利用方面存在短板，导致信息资源的浪费，此外，医院内各个部门之间与其他医院之间没有建立统一的数据标准，彼此之间无法进行信息交流。

在这种情况下，保险公司不妨尝试获取医疗部门的基础数据资源，通过大数据技术进行深度处理，在分析病理数据的基础上明晰这些数据与具体病症之间的关系，在分析诊疗数据的基础上明晰药品种类与治疗方法之间的关系等，对不同种类的数据、不同用户群体进行分类观察及分析，通过这种方式提高风险管控能力，同时提高数据资源利用率。

（二）以管理控制成本

1. 对被保人的健康状况进行管理

现如今国内的健康保险与其他保险产品存在共性,都是在问题发生之后由保险公司进行赔付,除此之外并没有其他相关服务。然而从被保人的角度考虑,最重要的是自己的身体健康,而不是通过向保险公司索赔降低自己的医疗成本。因此,为了体现保险产品的真实价值,保险公司应该为被保人提供健康服务,提高他们的身体健康素质。

所以,为了降低赔付率,增加自身的利润获得,保险公司应该对被保人的健康状况进行管理。通过与互联网的深度结合,保险公司能够从多个维度为被保人提供健康管理服务,具体如下。

第一,利用健康管理应用程序,对被保人的日常营养吸收状况、体能消耗情况进行分析,了解其运动情况及日常作息,根据用户分享的食谱,为其提供科学的改善方案。

第二,利用可穿戴设备收集被保人的健康数据,比如血压、血糖、脉搏频率等,当这些数据超出合理范围时,提醒用户进行专业检查。

第三,应用远程医疗,为被保人提供基础医疗服务,提醒其及时就医。

第四,在微信上发布医疗知识,为投保者的日常保健提供指导。构建网络社区平台,方便用户就相关信息进行沟通互动,保持他们参与日常保健的积极性。

2. 负责监督医疗机构的操作流程

通常情况下,保险公司负责最终的赔付,然而,客户到这时出具的费用清单中可能已经包含了许多乱收费的情况。若因为医院的治疗或诊断超出患者实际需求,保险公司不承担全部责任,被保人的医疗成本就会上升,致使被保人产生抱怨,可能对保险公司进行投诉。

若保险公司可以对医院的操作进行监督，促进信息之间的匹配，不仅能够减少医疗资源的浪费，降低自己的赔付成本，还能减少被保人承担的医疗费用，进而使客户对自己的保险服务更加满意。

保险公司可以为有诊疗需求的被保人安排预约，并对其后续就诊流程进行全程监督，获取客户在医院就诊过程中的档案信息，参考长期以来公司掌握的该客户的身体健康情况，对医院给出的治疗方案及药方的具体疗效进行客观评价，避免患者参与不必要的检查或诊疗项目。提早告知客户哪些项目是不在保险公司承保范围之内的，使客户在享受高质量服务的同时，能够提高自己的健康水平。

（三）以创新规避风险

1. 改革保险费率形成机制

为了降低逆向选择的发生概率，避免客户故意增加医疗消费，保险公司应该进行全面的信息收集及处理，提前预估可能产生的风险，并在此基础上改革原有的保险费率形成机制。

现阶段能够作用于保险费率的因素包括被保人的年龄、性别、身体健康状况等，通过利用大数据分析技术，能够将更多因素考虑在内，包括被保人当前的职业、营收状况、所在地区的整体经济发达情况等。此外，还可尝试开发面向特定群体的服务项目，鼓励大众购买适合自己的健康保险。

另外，不妨利用可穿戴设备及移动应用对客户的健康状况进行管理，促使其在日常生活中更加注重自己的身体健康，对于那些经过长时间锻炼、身体各项指标回归到合理范围内的客户，在下次投保时可享受优惠政策，通过这种方式提高被保人的身体健康素质。

2. 改革传统的赔付方式

因为大部分医院及相关机构拥有完善的信息体系，保险公司与医院之间可以实现信息共享,当被保人就诊结束后到医院收费部门缴费时,系统可根据其投保信息启动理赔机制,保险公司也可对被保人的诊疗信息进行核查。

另外,也可以借鉴社会医疗保险的运营模式,将被保人在就诊过程中产生的全部医疗成本分为三个方面,由被保人、保险赔付、医疗保险共同担负这些成本消耗,被保人在缴费时只需支付自己实际需要承担的部分。保险公司可直接将保障范围内的赔付费用付给医院,节省了被保人办理一系列手续的时间及精力,同时完善了自身的服务体系。

第五节 健康医疗云平台建设

一、健康医疗云概述

（一）健康医疗云的定义

随着云计算在医疗卫生领域的广泛运用,健康医疗云随之而诞生。所谓健康医疗云,是指在医疗卫生领域采用云计算、物联网、4G通信以及多媒体等新技术基础上,结合医疗技术,使用"云计算"的理念来构建医疗健康服务平台,利用云计算技术巩固和发展现代健康管理服务,构建新型卫生服务体系,提高医疗机构的服务效率,降低服务成本,方便居民就医。

（二）健康医疗云的典型特征

健康医疗云相对于传统的医疗卫生信息化来说,主要具有以下几个典型特征。

1. 规模大

健康医疗云的支撑范围较大,需要较高的计算能力和存储能力,因此健康医疗云应该具有较大的规模。

2. 虚拟化

健康医疗云应该支持服务的用户能够在任何位置,使用任何终端来获取相应的应用服务。对于用户来说,所请求的服务来自于健康医疗云,而不是来自于任何实体。只需要一台笔记本或者手机,即可通过网络实现如远程会诊读片、查询诊疗信息,甚至是进行大规模数据分析。

3. 可靠性高

健康医疗云应该具备多副本容错、计算节点同构可互换等措施,以保障医疗服务的高可靠性,健康医疗云应该比任何传统的医疗信息系统更为可靠。

4. 通用性强

健康医疗云并不仅仅针对某一种医疗应用服务,而应该满足医疗卫生服务方方面面的信息化需求,可以同时支撑不同云应用的运行。

5. 可扩展性高

健康医疗云的规模可以进行动态伸缩,满足不断发展的医疗新应用的要求和用户数量增长的需求。

6. 按需服务

健康医疗云可以根据具体用户的实际情况,按需提供相应的服务。健康医疗云就相当于一个巨大的资源池,可以像水、电一样按需使用。

7. 经济性强

由于健康医疗云的特性对于节点的要求并不高,可以采用较为廉价的节点来构成健康医疗云。同时健康医疗云的自动化集中式管理可以是大量的医疗卫生服务机构,无须负担日益高昂的数据机房管理成本,健康医疗云的通用性又能够使资源的利用率较之传统的方式大幅提升,因此用户可以充分享受到健康医疗云的低成本优势。

8. 安全性强

健康医疗云中包含着用户个人的众多信息,包括电子病历、健康档案等,这就需要健康医疗云具有相当高的安全性,保护用户的隐私,确保不被第三方窃取用于其他不正当途径。

(三)健康医疗云的整体解决方案

健康医疗云整体解决方案是指利用云计算技术巩固和发展现代健康管理服务,构建新型卫生服务体系,提高医疗机构的服务效率,降低服务成本,方便居民就医。构建新型"健康医疗云"服务模式,能够保障基本医疗和公共卫生服务,提高人民健康水平,促进经济发展和社会稳定和谐。健康医疗云在区域内服务于各卫生管理部门、医疗机构、公共卫生机构以及居民;实现居民健康档案管理与共享、一卡通、医疗业务协同、公共卫生管理、综合卫生管理等应用。

基于云计算模式建设形成的健康医疗云服务云平台,以居民电子健康档案信息系统为基础,构建区域卫生资源信息服务平台和网络体系,提供包括医疗资源、电子病历、医学影像、医疗机构协同、远程诊断、个人健康咨询、家庭保健等服务,支持通过市民"一卡通"提供个人健康和医疗保健服务,支持发展新型医疗健康信息服务(图4-9)。

通过将云计算技术应用于医疗卫生应用建设,可以建设低成本、高弹性、高可靠性和可用性的IT基础设施,在此基础上解决海量数据处理、高并发性、多租户应用多种需求,有效提高系统的高可靠性和可扩展性,促进信息资源共享利用和开发,节约项目投资。

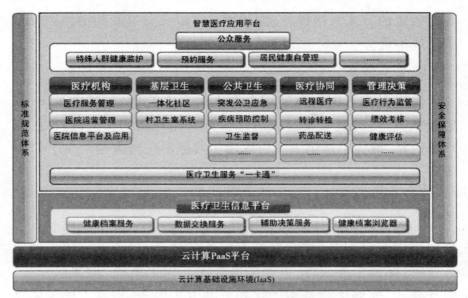

图4-9　基于云计算的医疗卫生解决方案示意

采用云计算架构设计建设卫生服务行业应用主要分为以下几个层面。

（1）在IaaS服务方面，基于虚拟化技术，利用资源的动态分配和弹性扩展，实现信息调阅、智能提示和网上预约等业务。并通过虚拟机资源的动态配置，可以把CPU、内存、网络等资源集中在负载高的业务上，从而实现基础设施的充分利用，降低能耗。

（2）在PaaS平台服务方面，利用分布式存储等技术，实现影像数据、健康档案等数据按块存储在不同节点上，提高应用的并发能力、安全性和可靠性。

（3）在SaaS平台服务方面，通过面向健康卫生领域的多租户机制，在保证租户间信息、业务逻辑隔离的情况下实现跨租户的信息共享，同时平台所提供的业务、运营以及行业构件支撑，可以更好地促进业务的标准化，实现资源汇聚。

（四）健康医疗云在卫生信息化中的定位

健康医疗云在卫生信息化中的定位主要体现在实现卫生信

息化领域的五个"统一"。

1. 统一的数据管理中心

通过数据集中存储、虚拟化管理等技术手段,建设统一的健康医疗云数据中心,包括机房用地、物理环境、网络、服务器、存储、安全、监控管理平台等子系统。

2. 统一的服务开发平台

通过云计算的平台服务技术,提供包括数据支撑、技术支撑以及行业应用支撑在内的统一的服务交付方式。同时建立与医院、社区等各类卫生服务机构的医疗卫生资源整合,为健康服务提供一体化的支撑,建立标准规范,提高医疗数据质量,促进健康信息共享和协同诊疗,实现医疗资源共享。

3. 统一的应用部署中心

在传统的医疗卫生信息化基础上,将公共卫生、区域卫生、综合卫生管理、健康服务等几个卫生业务领域的信息系统分步骤地全面迁移到健康医疗云平台上,建立服务于区域卫生、公共卫生和卫生管理的云服务应用,实现应用的一次部署、多处交付使用的云模式应用。

4. 统一的资源调度中心

通过虚拟化和分布式计算等技术,对服务器、CPU、存储设备、IO 设备和网络带宽等 IT 资源进行统一管理,进而大大提升 IT 资源的使用效率,形成统一、高效的资源调度中心。

5. 统一的安全监控中心

应用云安全技术,充分利用云端的超强计算能力实现云模式的安全检测和防护,形成统一的安全监控和服务中心应对云模式下无边界的安全防护,充分保障服务安全和用户的隐私安全。

二、健康医疗云的总体架构

与典型的云计算架构相同,健康医疗云的总体架构分为服务和管理两大部分。在服务方面,主要以提供用户基于健康医疗云应用的各种服务为主,共包含三个层次：健康医疗云基础设施即服务（IaaS）、健康医疗云平台即服务（PaaS）、健康医疗云软件即服务（SaaS）。在管理方面,主要以健康医疗云管理层为主,它的功能是确保整个健康医疗云中心能够安全、稳定地运行,并且能够有效地进行管理。其总体架构如图 4-10 所示。

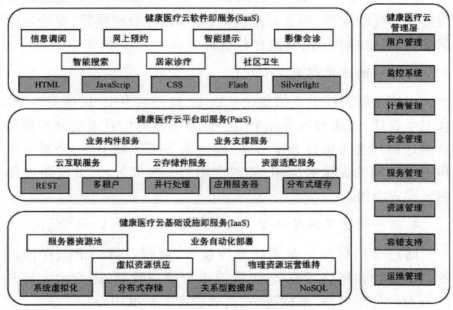

图 4-10　健康医疗云的总体架构

三、健康医疗云平台服务架构

健康医疗云平台是以服务的形式交付一个高度集成的计算平台,用户可以在这个平台上方便快捷地构建、测试及部署应用程序。健康医疗云平台服务处于基础设施服务的上层,应用服务的下层,起着中介作用。

健康医疗云 PaaS 扮演了中介角色,整合下层数据中心的物理及虚拟资源,向上层提供应用运行环境,并为业务应用和底层基础设施打通透明化的交互通道:一方面,基于业务的驱动对管控的基础设施资源进行动态调配;另一方面,资源的动态组织有效体现到业务服务的性能、可用性、可靠性方面。

健康医疗云 PaaS 采用了云存储技术,在保持从现有模式到云计算平滑过渡的基础上实施云计算整体方案。该 PaaS 的技术架构如图 4-11 所示。

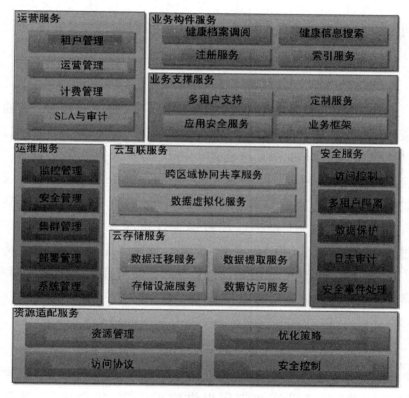

图 4-11　健康医疗云 PaaS 架构

健康医疗云 PaaS 架构包含资源适配服务、运维服务、云存储服务、云互联服务、安全服务、运营服务、业务构件服务以及业务支撑服务。

（一）资源适配服务

资源适配服务提供了与底层健康医疗云 IaaS 对接的相关功能，主要体现在虚拟化设施的统一访问接口和状态监控管理方面，并为系统提供应用管理支撑，具体包括资源管理、优化策略。

1. 资源管理

资源管理通过屏蔽不同厂商的设施间、不同资源目标间的技术差异，为管理者提供一致化的管理视图。为了保证 7×24 小时不间断高效运行，资源管理提供了监控和面向性能、可用性以及综合效能方面的管理决策。

2. 优化策略

提供资源与服务的各项性能指标的阶段和实时监控，并通过采集云端带宽、用户体验（响应时间、错误发生率）等方面的数据，提供优化策略。该部分又包括访问协议和安全控制两方面。

第一，访问协议。提供面向健康医疗云 IaaS 的通信协议以及数据交换协议，实现与健康医疗云 IaaS 安全、高效的信息访问。

第二，安全控制。根据监控数据发现资源及服务的运转状况，通过定制运行标准（良好、正常、风险、故障）提供对故障趋势预测。同时提供基于安全策略（安全等级）与可用性策略（故障率）两者结合的安全管理策略来进行安全控制。

（二）运维服务

健康医疗云运维管理服务提供了一站式的系统级管理，面向虚拟化资源、存储设施和应用提供监控管理、安全管理、集群管理、系统管理等管理功能，同时提供可视化、人性化、界面友好的控制台。

（三）云存储服务

云存储设施服务是在健康医疗云 IaaS 之上建立的存储服务，引入了读写分离技术，将已有的数据库作为核心业务库，提供实时写操作。而对于更为频繁的读操作，则需建立概要库来实现。概要库的数据是通过定时数据提取任务完成从核心业务库到概要库的抽取。此外，云存储设施服务中还加入了缓存机制来减少重复信息获取，从而加速应用访问。

（四）云互联服务

云互联服务包括跨区域医疗协同共享服务和数据虚拟化服务。

跨区域医疗协同共享服务提供了面向数据交换的基本健康信息共享和面向应用层的市区（或省市）两级平台应用交互功能。

数据虚拟化服务为市区（或省市）两级平台间提供了数据共享互联功能，通过 Data Grid 模式的分布计算体系，在无须进行原始数据交换互传的条件下，满足绝大部分健康医疗云范围的数据互联共享。其主要服务和功能包括以下几方面：（1）透明化提供患者在健康医疗云覆盖范围的医院、区域健康系统中的各种卫生健康和医疗数据；（2）市区节点间小规模数据交换；（3）市区节点间应用系统的协同联动；（4）区区节点间小规模数据交换；（5）区区节点间应用系统的协同联动。

虚拟数据服务为 SaaS 应用系统开发商、医疗卫生企业及其他健康医疗云用户提供如下三个主要方面的服务：（1）为各种健康医疗云应用系统开发人员，包括 SaaS 平台提供商和 SaaS 应用系统开发商、医疗卫生行业健康医疗云服务应用软件工程师，以及其他行业的健康医疗云应用系统开发人员提供透明、简捷、虚拟化的单一数据源、开放的信息/数据模型的健康医疗云数据应用服务；（2）为各种基于健康医疗云数据应用的 SaaS 软件提供运维支撑；（3）为医疗卫生企业和机构"入云"提供企业信息化系统与健康医疗云数据无缝集成及桥接服务。

虚拟数据服务基于创新数据虚拟化技术，其包括以下五个方面：（1）虚拟数据层架构；（2）市级云中心、区级云中心及医疗卫生机构一体化信息 / 数据模型架构及实现技术；（3）类似于数据网格的虚拟数据层实时分布计算的架构、实现技术；（4）基于访问数据列表（Access Control List，ACL）的数据权限、安全控制技术和实现方法；（5）虚拟数据层 SQL 引擎的架构、实现技术。

虚拟数据服务架构的核心是虚拟数据层（Virtual Data Tier，VDT），通过实时分布计算总线连接成的智能节点计算网路。

从数据角度来看，虚拟数据层（VDT）使得健康医疗云中心被看作一个虚拟的超级数据库；从应用软件系统来看，虚拟数据层是一个虚拟的、具有单一数据模型的单一数据源。

虚拟数据服务平台系统架构图仅仅给出了市健康医疗云中心的 VDT 节点和两个区级云中心的 VDT 节点。这些节点通过高速互联网或专用网络相连，VDT 节点间的通信、协同、分布计算通过实时数据网格分布计算总线融为一体。

VDT 节点的系统标配如下：（1）数据库及存储服务器 1 ～ 2 台（可由云存储提供，但性能需有保障）；（2）实时分布计算总线服务器 1 台，4 核 CPU，64G+RAM（可由云中心提供独享服务器）；（3）热备实时分布计算总线服务器 1 台，性能和要求与（2）相同；（4）VDT PaaS 服务器 1 至多台，VDT 节点的主服务器，可选用云中心的虚拟服务器，充分利用云计算弹性计算资源调配的优势。

从软件系统架构来看，虚拟数据服务的虚拟数据层仍然为各个 VDT 智能节点通过实时分布计算总线相连的计算网格。市级平台的 VDT 节点和区级平台的 VDT 节点的功能模块基本相同。其主要组成模块如下：（1）VDT 一体化虚拟数据模型及运行时管理模块。虚拟数据层 VDT 覆盖的是整个健康医疗云，即市健康医疗云中心和所有区级云中心。虚拟数据层的基本目标是隐藏不同云中心数据结构和数据异构的复杂性，使得用户（应用系统，包括 SaaS 应用系统用户）从虚拟数据层任何角度、任何接入点看来都是一样的。VDT 一体化虚拟数据模型是采用 MDT（Meta Data Type）技术建立的描述性概念模型，和各个云中心所存数据的物理模型有映射关系但本质上是松耦合的。VDT 一体化虚拟数据模型覆盖所有 VDT 节点数据的单一模型。换句话说，即便在具体的某个健康医疗云中心的 VDT 节点并没有数据和相应的应用，但 VDT 一体化虚拟数据模型没有不同和缺失。（2）VDT 虚拟数据模型建模服务模块。（3）VDT 虚拟数据模型建模服务和软件界面。（4）基于 ACL 机制的数据安全控制模块。（5）分布计算任务管理模块。（6）分布计算状态监测模块。（7）实时分布计算总线管理器。（8）网格分布计算例程容器及各种分布计算例程。（9）提供针对本地数据源物理模型的分布计算例程的注册、插接（Plugin）服务、生命周期服务和管理。（10）VDT Web Service 接口。（11）为客户端提供 Web Service PaaS 服务调用接口。（12）VDT SQL 引擎及 JDBC 和 ODBC 驱动。（13）提供类似于标准 SQL 的 PaaS 数据服务调用接口。（14）数据虚拟化 PaaS 服务模块。（15）一系列业务数据服务插件。（16）主索引数据库。（17）存储 VDT 范畴的主索引数据。（18）一体化整合数据的数据库。（19）实际一体化整合的数据，比如字典数据等。（20）缓存及缓存管理器。

（五）安全服务

健康医疗云的安全服务，除了 IaaS 层面的面向基础设施安全保护外，针对支撑上层业务应用的 PaaS 平台也需要提供数据级以及应用级安全机制。健康医疗云的安全服务主要包括数据访问控制、多租户隔离、数据保护、日志审计、安全事件处理等功能。

（六）运营服务

运营服务提供了面向健康医疗云的市级平台以及区级平台的管理员的服务。

（1）租户管理。提供面向应用租用者的统一管理，包括租户注册、注销以及信息维护。

（2）运营管理。提供面向租户业务活动的管理，包括租户业务统计、租户关键绩效指标（KPI）评定，以及代理租户业务管理。

（3）计费管理。提供了租户费用统计和跟踪情况管理，包括未出账单和已出账单管理、交费状态管理等。

（4）SLA与审计。提供面向租户协议的管理，包括功能租用、性能可用性协定以及收费模式等方面的管理。

（七）业务支撑服务

业务支撑服务直接为 SaaS 应用提供支撑，实现 SaaS 特性的统一化、标准化以及便捷化实施。

（1）多租户支持。这里的租户指多个使用健康医疗云应用服务的用户。包括绑定租户支持特性；提供租户间隔离机制，使租户的业务活动在一个安全沙箱中进行；租户间信息共享支持，通过业务模型扩展实现跨租户的信息交互。

（2）定制服务。面向不同租户，提供按需的功能定制，主要包括：基于界面的定制，包含 LOGO、标题、界面布局与样式、数据展现方式（表单、表格）等；基于规则的定制，包含系统各类操作的偏好（如登录方式），交互模式（如系统消息通知方式）的定制；基于数据的定制，主要提供面向数据内容的筛选，提供数据字段级定制。

（3）应用安全服务。负责提供应用必需的安全支持。

第一，用户。提供租户以及顶级用户的管理模型，提供平台唯一用户身份 ID。

第二,权限。提供用户针对应用的操作权限管理,包括菜单、功能以及数据三个层面的权限。

第三,审计。提供用户活动的查询与统计,包括面向业务操作的用户审计、面向用户的业务操作设计以及授权情况查询统计。

(4)业务框架。为上层业务构件提供面向医疗健康服务的通用业务框架支撑。

(八)业务构件服务

提供面向具体业务领域的构件服务,包含健康档案调阅、健康信息搜索、注册服务和索引服务。

第五章　康养产业的发展

伴随人口老龄化、亚健康、生态环境等问题备受重视,社会康养需求和市场消费急速膨胀,加上国家层面全力推进"健康中国 2030 战略"和"美好生活"建设,康养成为一个热门研究话题,中国康养产业的风口正在逐渐形成。

第一节　康养概念体系及产业组织分类

一、康养的概念体系

（一）健康的概念

在形容人的状态时,健康一般指人的肉体、精神及社会关系三个方面都处于一种良好状态。因此它主要包含三个维度:（1）身体机能良好,发育正常,各个器官、生理系统的功能完善,无疾病或潜在威胁,劳动能力正常;（2）精神状态良好,也就是我们常说的心理健康,在心理健康时,个体的生命具有活力,能够很好地适应社会环境,内心积极向上并能有效发挥其潜力和社会功能;（3）社会健康,即一个人的社会关系维持在一个良好状态,并能够实现自身的社会角色设定。

所以,健康不仅仅指我们以往按照传统观念所理解的"无病即健康"这种医学上的基本定义,还包含心理学、社会学和人类学等领域提出的对身心和社会关系等诸多方面要求达到的正常状态。

（二）养老的概念

现代意义上的"养老"是一个十分宽泛的概念：在内容上，除了传统的物质供养，还包含精神上的赡养以及老有所为的系列服务；在公共管理上，养老不仅是一种社会公德，同时也被列入国家基本方针政策中，并形成了一套完整的养（涉）老政策法规。概括起来，现代意义上的养老指的是针对老年人群的设施保障和系列服务。老年人所需要的物质保障、精神慰藉、照料看护、价值实现等生活支持和系列服务都在其列，是老龄工作的主要任务。

（三）养生的概念

养生就是养护身体和心理以提升生命质量，是根据人的生命发展和自然发展的规律，采取能够养护身体、降低发病率，以达到延年益寿目的的所有手段。因此，养生活动可以是养精神、调饮食、练形体、适寒温以及其他多种形式。而且，养生应该贯穿在孕、幼、少、壮、老整个生命阶段过程。

（四）康养的概念

全国老龄办站在老年人视角提出：康养要做的就是健康、养生和养老。健康即生理、心理和精神都处于良好状态；养生是以提升生命质量为目标，对身体和心理进行养护；养老则是针对老年人群的设施保障和系列服务。因此，这个观点认为康养产业的对象应以老年人为主，而主要内容是对生命的养护。但目前比较被认可的定义是从行为学角度出发，将康养看作一种行为活动，是维持身心健康状态的集合。从更一般的角度来看，"康"是目的，"养"是手段。在此基础上，本书将康养定义为：结合外部环境以改善人的身体和心智并使其不断趋于最佳状态的行为活动。

二、康养的基本要求——"医养"结合

目前中国老年康养产业市场消费需求在 5 万亿元以上。随着康养产业的供给不断增加,2030 年中国老年康养产业市场消费需求将达到 20 万亿元左右。

全国老龄工作委员会办公室信息中心等单位发布了《中国康养产业发展报告(2017)》,指出生命的长度、丰度、自由度三位一体,是有机联系、循序渐进的关系。在产业发展初期康养离不开"医",医疗是康养的基础,"医养"结合是康养的基本要求。

报告认为与一般意义的"健康""养老""养生"和"疗养"等概念相比,"康养"是一个更具包容性的概念,涵盖范围广阔,与之对应的康养行为也十分宽泛:康养既可以是一种持续性、系统性的行为活动,又可以是诸如休息、疗养、康复等具有短暂性、针对性、单一性的健康和医疗行为。延伸到更大范围,从生命的角度出发,康养要兼顾生命的三个维度:一是生命长度,即寿命;二是生命丰度,即精神层面的丰富度;三是生命自由度,即国际上用以描述生命质量高低的指标体系。

康养的核心功能在于尽量提高生命的长度、丰度和自由度。目前人们普遍认为康养服务的人群是老年人群体和亚健康群体,但是在生命长度、丰度和自由度这三个维度下,每个人都可以根据自己的状态在这个体系里找到特定的位置。也就是说,从孕幼到青少年再到中老年等各个年龄阶层的人群,都存在不同程度、不同类型的康养需求,从健康到亚健康再到病患甚至是需要临终关怀的群体社会各个群体都有必要纳入康养的范围。

报告指出,随着亚健康问题的日趋突出以及人们对健康问题的愈加重视,社会对于亚健康的防治需求日益增长,亚健康人群康养市场已成为中国康养市场最主要的组成之一。从各大城市人口亚健康情况来看,沿海城市及经济发达地区的亚健康人群比较集中。中国健康学会调查的 16 个百万以上人口城市中,北京

的亚健康人群占比排名第一,高达 75.31%,上海以 73.49% 位居第二。一线城市的亚健康人群占比明显高于国内其他城市。从区域性人口亚健康水平情况来看,根据中国科学院心理研究所统计结果,西北地区人群的亚健康问题高于全国平均水平,显示出更多的生理、心理和行为问题。而华东地区人群的亚健康状况较好,相关生理和心理指标都显示出更好的健康水准。

报告提出,从供给角度看,康养产业对资源的依赖程度较高,其发展对农业、制造业和服务业都有不同程度的需求。当前康养产业最常见的运营模式有两种:政府性经营管理模式和市场性经营管理模式。政府性经营管理较为常见,政府或者投资方往往掌握着稀缺性资源或者具有绝对优势性的资源。政府性经营管理模式的运营方式主要是政府提供基建而专业投资商负责项目落实和日常运营管理。市场性经营管理的主要特点是有多个投资主体参与,有着较好的市场积极性和创新性,并多以项目形式招商引资。该模式下,运营者通常以经过包装的单个或多个康养项目进行招商引资。

报告认为康养产业的优势在于可实现资源的异地供给。与传统产业不同,例如制造业产品从集中制造地到需求地两端存在漫长的距离。旅游业和其他服务业同样需要贴近目标市场,首先考虑满足近距离的市场需求。然而,康养被认为是可以轻松实现远距离异地供给的产业。对于资源禀赋较好的地区,可通过良好的产业形态满足异地康养需求。比如现在康养旅游发展比较好的地方,当地资源禀赋好,但是当地康养需求是不足的,本地人没有多少康养消费的能力和动机,主要是满足了异地康养需求。这正好契合了“绿水青山就是金山银山”这一理念,康养产业为许多欠发达地区带来了更多发展机会。

报告指出,康养学术研究和产业发展的兴起源于人民对“美好生活”的追求以及由此带来的巨大康养市场需求,具有时代必然性;对相关概念进行辨析,界定康养的概念并进行讨论,在大康养的语境下赋予康养更多的含义,有助于后续研究的进一步开展。曾经我们对康养的追求聚焦于生命的长度,但目前开始转向拓展生命的丰度和自由度。

三、康养产业的组织分类

(一)基于养护对象生命长度的分类

1. 妇孕婴幼康养

妇孕婴幼康养是康养产业中新的分支,随着社会和家庭对妇孕婴幼群体重视程度的不断提升以及该群体消费转向多元化,妇孕婴幼的健康需求不再局限于医疗保健,更多母婴健康产品也持续涌现,如产前检测、产后恢复、胎儿早教、小儿推拿、妇幼膳食、益智玩具等其他围绕妇孕婴幼群体的康养产品。

2. 青少年康养

青少年康养是指为满足青少年群体康养需要的产业集合。因此,针对这一群体的康养供给更多地围绕教育、体育、旅游、美容、养生以及心理咨询等方面展开,如健身赛事、康复医疗、中医药疗养、亚健康防治、美体美容、心理诊疗等相关产品与服务。

3. 中老年康养

由于业界始终将健康和养老视为康养产业的主要组成部分,且现阶段中国社会加速步入老龄化,因此中老年康养长久以来都集中或等同于养老产业。就现阶段该群体实际需求来看,中老年康养不仅包含养老产业,还包含医疗旅游、慢病管理、健康检测、营养膳食、老年文化等相关产业以及周边产业。

(二)基于养护对象生命丰度的分类

1. 基于养身的康养

养身即是对身体的养护,保证身体机能不断趋于最佳状态或者保持在最佳状态,是目前康养最基本的养护内容和目的。如保健、养生、运动、休闲、旅游等产品或服务,旨在对康养消费者身体进行养护或锻炼,满足康养消费者身体健康的需要。

2. 基于养心的康养

养心即是对心理健康的关注和养护,使康养消费者获得心情放松愉悦、心理健康、内心积极向上的体验。因此,养心康养所涉及的产品或产业主要有心理咨询、文化影视、休闲度假等对人心理层面产生影响的服务或产品。

3. 基于养神的康养

养神即是对人的思想、信仰、价值观念等精神层面的养护,旨在保证个人精神世界的健康和安逸。基于养神的康养业所具体涉及的内容主要有安神养神产品、宗教旅游、艺术鉴赏与收藏服务以及禅修服务等。

（三）基于养护对象生命自由度的分类

1. 健康状态的保养

健康人群的康养需求集中在对身心的保养上,即通过健康运动、体育锻炼以及其他心理和精神方面的康养行为等保持身心的健康状态。基于健康人群的康养业主要集中在体育、健身、休闲、旅游以及文教和影视等行业。

2. 亚健康状态的疗养

亚健康人群是目前康养产业最关注的人群之一,对应的康养业主要集中在卫生保健和康复理疗等行业。如养生、中医药保健、康复运动、心理咨询、休闲旅游等,都是亚健康人群疗养类康养产业的主要构成。

3. 临床状态的医养

病患人群医养产业是目前康养产业最成熟的构成,所涉及行业主要集中在三个层面：一是医疗、医护等医疗服务业；二是生物化学制药等药物制造加工业；三是医疗装备、器械等装备制造业。

（四）基于关联产业属性的分类

1. 康养农业

康养农业是指所提供的产品和服务主要以健康农产品、农业风光为基础和元素，或者是具有康养属性、为康养产业提供生产原料的林、牧、渔业等融合业态，如果蔬种植、农业观光、乡村休闲等。主要以农业生产为主满足消费者有关生态康养产品和体验的需要。

2. 康养制造业

康养制造业泛指为康养产品和服务提供生产加工服务的产业。根据加工制造产品属性的不同，又可以分为康养药业与食品，如各类药物、保健品等；康养装备制造业，如医疗器械、辅助设备、养老设备等；康养智能制造业，如可穿戴医疗设备、移动检测设备等。

3. 康养服务业

康养服务业主要由健康服务业、养老服务业和养生服务业组成。健康服务业包括医疗卫生服务、康复医疗、护理服务等，养老服务业包括养老院服务、社区养老服务、养老金融、看护服务等，养生服务业包括美体美容、养生旅游、健康咨询等。

（五）基于康养资源类型的分类

1. 森林康养

森林康养是以空气清新、环境优美的森林自然资源为依托，包括森林游憩、度假、疗养、运动、教育、养生、养老以及森林食疗（补）等众多业态的集合。

2.气候康养

气候康养是以地区或季节性宜人的自然气候(如阳光、温度、湿度等)条件为康养资源,在满足康养消费者对环境气候的需求下,同时配套各种养老、养生、度假等相关产品和服务,形成的综合性气候康养产业。

3.海洋康养

海洋康养主要以海水、沙滩、海洋食物等海洋资源为依托,建设形成的海水和沙滩理疗、海上运动、海底科普旅游、海边度假庄园、海洋美食等产业。

4.温泉康养

大多数温泉本身具有保健和疗养功能,是传统康养旅游中最重要的资源。现代温泉康养除注重传统的温泉汤浴外已拓展到温泉度假、温泉庄园,以及结合中医药、养生理疗等其他资源和产业而形成的温泉小镇等。

5.中医药康养

中医药康养是以传统中医、中草药和中医疗法为核心资源形成的一系列业态集合。主要有中医养生馆、针灸推拿体验馆、中医药调理产品,以及结合太极文化和道家文化形成的修学、养生、体验旅游等。

（六）基于海拔空间的分类

1.高原康养

基于空间特征的康养分类中,高原康养是被关注最多的概念之一。高原独有的气候特点,使高原成为人们旅行的向往地;又因高原地区的自然和文化等往往保存得相对完整,因此形成了以旅游休闲、高原食品、宗教文化以及民族医药等为主的康养业态。

2. 山地康养

山地康养活动针对户外运动爱好者以及静心养性者呈现一动一静的形态，主要有登山、攀岩、徒步、户外生存、山地赛车，以及户外瑜伽、山地度假、禅修活动等。

3. 丘陵康养

丘陵康养主要集中在丘陵规模较大和景观较好的地方，由于丘陵特殊的景观和生态环境，其康养主要以农业种植、生态体验等为主。

4. 平原康养

平原康养主要集中在农业发达地区，康养产品以绿色果蔬种植、保健食品加工为主。

第二节　康养产业发展现状

一、政策体系相对完善

较早有关康养产业的政策出现在养老和医疗领域：老年人及老龄事业历来是国家政策关注的重点，且一度被写入国家发展规划中；从 1984 年国家首次就医疗体制进行改革至今，经过数十年的发展逐渐形成了较为完善的医疗体系。政策的完善带来了医疗、保健、医药、卫生等整个产业链的巨大变革，同时也加快了康养产业的市场化进程。

到 2013 年，为规范康养市场，国家有关健康和养老的政策及指导办法不断增多，从《养老机构管理办法》《养老机构设立许可办法》等到《关于促进健康服务业发展的若干意见》，一系列政策规划相继出台，在规范市场的同时，也为康养产业的发展带来了绝佳的政策环境。2014 年和 2015 年是政策密集发布期，养老服务标准、养老信息化、医养结合、养老金融等相关性规范政策集中出台,有关康养产业的政策体系已经基本建立起来。

2015 年后国家对人民健康问题高度重视,相继出台了关于养老和健康服务的支持性、引导性政策。2016 年,康养产业被多个地方省市列入"十三五"规划之中,并编制了详细的发展战略及指导性政策意见。在细分产业上,森林康养被纳入《全国林业"十三五"发展规划》,康养旅游也迎来了首个规范性文件——《国家康养旅游示范基地标准》。至此,从中央到地方,从大康养领域到健康、养老、森林康养和康养旅游等,有了完善的政策体系支撑。

2017 年 10 月 18 日,习近平总书记在十九大报告中进一步提出"积极应对人口老龄化,构建养老、孝老、敬老政策体系和社会环境,推进医养结合,加快老龄事业和产业发展",在已有政策体系的基础上为康养产业的大发展指明了方向。

二、市场参与主体多元

康养产业已从一开始以政府公共服务为主的医疗和养老产业逐渐演变为集养老、医疗、旅游、金融、保险、制造等于一体的系统性行业。从 2016 年开始,国企通过收购兼并、成立专业公司部门或与现有成熟民营康养企业合作等诸多方式进入康养产业。如在北京社区居家养老的改革工作中,北京市政府先是发布养老服务标识,并要求在全市范围内的养老企业中推行使用;随后,组建养老驿站管理集团,配套养老助餐、中医药服务、养老保险等,为社区提供全方位、系统性的养老服务;最后,在不同城区实行差异化的养老服务模式,同样实现社区养老服务的连锁化运营,形成全市养老设施品牌。

未受社会广泛关注前,康养产业主要是以政府运作为主的公共健康和养老服务模式出现,以及以民营企业为主的公寓型模式等,产业结构单一、公益性导向突出但又无法实现社会普惠性。

而规模较大的规范性康养服务往往掌握在一些大型房企手中,而房企意不在此且按地产开发的思路做康养,康养也无法实现体系化发展。政策导向性公共康养服务无法满足日益增长和多元的康养需求,倒逼政策准入的放开以及政策鼓励多元市场主体参与,各类民企和社会资本开始进入康养市场并扮演重要角色。

从 2014 年地产、医疗、保险、制药等的介入,到 2015 年旅游、康护互联网、体育等的一呼百应,康养产业目前呈现出集医疗器械、生物医药、旅游休闲、生态农业、装备制造、现代服务等于一体的产业集群化发展趋势。而最早进入养老产业的社会资本中,以地产与保险等大资本为主体,依然是目前康养产业的重点内容,所占份额较大。新兴产业如人工智能、互联网医疗、可穿戴设备等,虽然规模较小,但不断丰富、延伸着康养产业链,不断拓宽康养产业的边界。

随着相关鼓励性政策的不断推出和社会资本的持续涌入,民企对康养产业的投资从一开始以地产、保险、康复、医疗为主的点状布局,拓展到器械、互联网、智能穿戴等健康和养老全产业链上。大型国企及民营实力集团加入后,积极对生态农业、装备制造、现代服务三大产业展开康养业态布局。未来康养产业的发展将更加多元,产业体系也将更加完善。

三、与多产业融合创新

（一）与科技融合创新

近年来智慧养老、医疗信息、智能健康设备等创新型企业不断出现,这些企业将康养与新技术融合,实现了康养产品的智能化和信息化,推动了互联网和人工智能等技术在康养领域的应用。伴随着互联网和移动数据技术的快速发展,移动医疗健康的市场规模也不断扩大。

（二）医养结合发展

因在十九大报告中被提及，"医养结合"一时间成为热词。为应对国内医疗与养老相互独立的问题，国家提出设立康养产业发展试验区的建议，以应对现阶段的老龄化、未富先老所带来的半失能老人的治疗和看护问题。医养结合发展已有成功案例——2016年建成的泰盛健瑞仕国际康复中心。作为国内首家将国际化康复理念和中国本土文化相结合的医养康复中心，其在设备上采用国际一流康复医疗设备，在空间的设计上以调动病人自主康复的意识为理念，如在茶座、阅览室、楼梯、活动室与病房内等，为康复需求者构建了一套系统而有效的康复标准。

（三）与互联网融合发展

面对不同的康养需求，企业通过互联网思维、技术创新为人们提供更多可选择、体验更好的产品。而"医养结合"型的养老模式即可以通过互联网和大数据技术，实现账户信息的互联互通，对老人在养老机构、不同医院的就医记录等内容进行统一归档并永久保存，实现医疗资源和个体特征的最佳匹配。在传统方式越来越难满足社会康养需求的形势下，康养企业提供商积极拥抱互联网，创新产品服务形式，实现最佳供给。另外，以"互联网+"思维推动养老事业发展，一方面能促使公募机构提供更贴合民众实际需求的养老金产品，另一方面也会加深和扩大养老资产管理服务创新力度，最终使居民享受到最佳的养老服务。

第三节　康养产业面临的问题与解决策略

一、政策法规相对滞后

虽然最近几年国家和地方政府都出台了促进健康、养老和养生发展的指导意见和政策法规，产业的顶层设计也基本完成，但这并不代表政策法规体系已经健全且具有较强的指导性与适用性。而细分产业的具体管理办法和措施，仍有待进一步完善。如在中医药健康产业方面，有关中药、理疗等的科学性、规范性和管理没有统一标准，致使中医药产业发展大受掣肘。缺乏相应的政策支持，中药的二次开发实施缓慢，相关工艺、标准以及临床应用范围也难以优化。另外，目前有关康养产业政策法规的推出往往落后于产业发展的速度，未能发挥政策预见性和行业指导性作用。如国家卫计委等部门出台的关于"医养融合"的指导意见中，大多数是宏观层面上的指导，具体的实施方案与措施较为欠缺。

中国康养产业的发展还停留在探索期，资本投入的积极性在很大程度上受法规和政策扶持影响。这种扶持不仅需要政府前期直接投入，更需要政府通过政策法规体系来规范市场，以及指导和鼓励社会资本参与。如在土地、税收等方面提供足够的优惠以鼓励社会资本进入，及时制定官方标准和制度来规范市场行为和竞争等，消除可能存在的体制机制障碍，才能够积极推动康养产业发展。

二、基础设施供应不足

康养产业对资源和基础设施的要求高、投入性大、建设周期长，基础设施配备情况决定了康养产业发展的宽度和深度。从目前来看，中国的康养产业发展受基础设施供应的制约影响较大。

　　医疗设施方面,立木信息咨询发布的《中国康复医院市场预测与战略咨询研究报告(2018版)》显示:根据国家卫计委2014年数据,目前我国仅有396家康复医院,这意味着全国600多城市中一多半仍未拥有康复专科医院。在分级诊疗的改革大框架下,按照1家三级综合医院对应2家康复医院,1家二级综合医院对应1家康复医院测算,我们判断康复医院数量应达到7 000~9 000所。此外,根据原卫生部的规定要求,所有二级以上综合医院必须设立康复科及相应的康复工程室并配置标准化的康复器械,约1万家综合医院须新建康复科。

　　养老方面,未备先老,已是各地养老工作的常态。中国养老服务产业起步较晚,养老服务体系远远落后于发达国家,主要体现在以下方面:老年福利机构设施设备简陋,服务内容单调,目前仍处于单一的社会救助式、收容性养老服务阶段;养老院床位不足,多层次养老服务体系不够完善;老年服务市场发展处于不平衡状态,公办养老机构床位紧张,而民办机构床位则有所闲置。

　　养老机构和设施供给的缺乏,使得本应在养老产业中处于中枢位置的养老机构难以发挥整合行业上下游的作用,极大地限制了国内养老产业的发展。因此,为解决基础设施供应不足的问题,政府层面首先应加大康养产业公共性基础设施建设的投入力度,提高康复医疗、养老院等机构的数量及质量,缓解当前的养老压力。其次,应鼓励企业积极开发形式多样的适老医养服务和产品,以缓解公立机构资源紧张的问题。再次,应出台相关政策鼓励和扶持多样化、创新性的健康养老模式,整合现有闲置社会康养资源。最后,通过"互联网+"模式,充分应用物联网、移动互联网、大数据、云计算、人工智能等促进医养产业的技术进步、效率提升及商业模式的变革,以更好地满足康养消费需求。

三、产业结构不够健全

（一）产业布局不均衡

在资源的配置和利用上存在不足，未遵循市场规律，表现为一定程度上的计划经济方式，大型、优质的康养产业资源集中在公立机构，尤其是集中在城市中心的大型医疗机构中，而民营机构因为诸多条件限制，康养机构小而分散，产品种类较少，专业化程度较低。这种结构的不均衡又进一步导致优质资源供不应求、一般性资源闲置等问题。

（二）产业集中度不高

康养产业是关联性很强的产业，其发展首先应该考虑资源整合和优化。目前，康养产业内部资源并没有得到充分共享和利用，医疗卫生、居家养老服务、残疾人社区康复、养老保障等资源不同程度处于分散割裂状态，医养融合、异地养老的制度保障不到位，难以实现资源共享。同时，相关产业资源并没有很好地融入康养产业的发展当中，如一些科研实力较强的企业和具有渠道优势的企业等，未利用自己的核心竞争力对相关业务进行整合。

（三）产业链整合不够

比如在养老方面，当前养老机构提供的产品服务，大多集中在老年人的生活护理方面，比较单一。在老年疗养、老年理财、老年教育等高层次养老需求方面提供的服务较少，专门为老年人提供个性化、一站式服务的企业或机构几乎没有。养老产业各个环节并没有紧扣起来，产业链较为松散，上下游产业间未有机衔接，形成联动效应。康养产业发展的高级形态，是联合医疗、金融、地产、物流、体育、旅游、制造等众多产业形成的大康养产业联盟。

四、康养专业人才匮乏

专业人才是康养产业发展的核心驱动力,现阶段康养产业人才缺乏是制约康养产业发展的主要因素。参照国际平均水准,我国的康养从业人员和技术人员,如康复医师、治疗师、社区综合康复人员等远不能满足现实需求,各行业服务人员匮乏。尤其是康复医疗人才数量完全无法与庞大的康复医疗服务需求人数相匹配。

虽然较多健康养老政策中有关于康养专业人才培养的指导意见,但是均无法落到实处。要解决目前人才短缺问题,首先应制定相应的人才培养管理制度和从业标准,提高康养从业人员的素质和技能,然后再对应进行高等教育和职业教育,并提供系列激励政策,刺激人才参与。如按照规定,在参加养老护理职业培训和职业技能鉴定的从业人员中,对符合条件人员给予一定补贴或更好的就业机会等,改善相关从业人员的工作条件和薪资待遇;参考医疗机构和福利机构,制定一个与这些单位相同或者相仿的执业资格和注册考核制度,以进一步提升专业技术人员的技能水平;对专业技能要求较低的养老机构和社区,可以通过招纳、培训农村转移劳动力和城镇就业困难人员等,满足普通的康养服务要求。

第六章 现代休闲体育的发展

现代社会无论是在物质层面还是精神层面都有了大踏步前进,如此使得人们更加享受生活,进而也增加了他们提升生活质量的欲求。再加上生产力的提高解放了劳动力,增加了业余时间,这些条件都为休闲体育的发展提供了良好的契机。现如今,休闲体育运动已经进入人们的生活,成为重要的文化活动之一。这主要是因为其所具备的健身、健心等多方面的价值可以给人带来诸多益处。不仅如此,在得到更多人的认可后,人们也更乐于为休闲体育进行消费,因此逐渐使休闲体育形成了一项产业,甚至是一种文化。

第一节 现代休闲体育的特点与分类

一、休闲体育的含义

从世界范围内看,虽然休闲体育的开展已经有了很长时间的历史,但无论是国内还是国外学者目前都尚未能够给休闲体育一个准确且获得公认的定义,即便是对于给休闲体育确定一个最准确的名称也尚有争论。就给休闲体育命名来说,起初更多是从表象上入手,如 20 世纪 80 年代以来,较为流行的叫法有"运动休闲""休闲体育""体育休闲",针对这些名称的出现很多学者也提出过相应的概念,但直到今天仍没有一个准确的界定,以致在今天的相关学术界仍旧将上述一些名称混用。

为了提升国民的身心素质，20 世纪六七十年代，各国政府都积极探索大众体育健身之路，纷纷增加了相关投入，建立起更多的体育基础设施。当然，其中发展最好的，最受民众青睐的还要数形式多样的休闲体育运动。在一些大众体育发展较早、较好的西方国家，休闲体育运动有着广泛的群众基础，这些国家更是为休闲体育的开展创造了较多便利的条件。这种运动不仅在民间开展，还被学校所吸收成为学校体育教育的内容以及课余活动的选择，更有体育专业院校将休闲体育作为一门学科开展教学活动，以期为社会培养出能够胜任休闲体育运动指导工作的专业化人才。

随着社会的发展变化，休闲体育也不断发展，它由于物质条件以及人们对休闲意识等的改变，再加上人们对休闲的理解更为深刻，使得休闲体育活动越发发展壮大，如此就给其原本的概念赋予了更多的元素。

提高生活质量，完善良好人格和提升身心素质始终是休闲体育运动致力于展现的本质精神，这也是人的自我实现的一种方式。鉴于研究角度的不同，不同学者对于休闲体育运动概念的确定也有所不同，但总的界定思路却也表现出一些趋同性。从国内学者的研究来看，普遍认为休闲体育应该是在可供自由支配的时间内，依据自身兴趣和需求，以对体育活动的自主选择和直接参与为基础，为实现娱乐身心、提高生活质量、实现和完善自我等目的的体育活动参与态度和生活方式。

总的来说，休闲和体育构成了休闲体育运动，即从体育的形式中获得休闲的状态和氛围，因此，体育运动是形式基础。这点的界定非常重要，因为如果人们在乎的只有休闲的话，那么休闲的方式多种多样，可以是打牌、唱歌、聊天、打电玩，体育只是众多休闲项目中的一种。而休闲体育则是固定了休闲的形式，将休闲限定在体育形式的范畴之内。体育活动本来就是内容丰富多样的，不同体育运动对人的身心锻炼方式和侧重不同，就此也就产生了人们对运动项目的选择，锻炼也更有针对性，如现代人参加运动的目的主要有减肥塑身、强健肌肉、增强体质，还有人为了拓宽交际渠道等等。休闲是休闲体育的核心，它也决定了运动的形式和目标，即不能是更多为了竞争。这就使得休闲体育的社会体育功能和价值被放大到了极致，休闲体育也被赋予了更多的除健身之外的功能，特别是放松和娱乐的功能。

现如今，休闲体育运动需要参与者的亲身参与，其开展的地点在室内外均有，方便不同人士的选择，在这样便捷和良好的环境下，几乎难以想象一个人不能挑选出一项乐于参加的休闲体育运动。

在我国，曾经有部分专家学者将这种以体育作为主要休闲形式的活动命名为"运动休闲""余暇体育"和"娱乐体育"。这种命名就难免使人将休闲体育理解为是在业余时间里参与的体育活动，这种理解实在有些不严谨，最重要的是如此一来就模糊了休闲体育与体育运动之间的差别，不能认清休闲体育运动所强调的体育心态，以及真正享受的是其开展的过程而非结果。

由以上对休闲体育运动概念的相关分析，基本可以对休闲体育运动的概念做出一个界定，即认为休闲体育运动是人们对在闲暇时间选择的流行运动项目进行开展的以增进身心健康、丰富和创造生活情趣、完善自我为目的的身心锻炼活动。

二、现代休闲体育的特点

（一）参与性

休闲体育运动具有较强的实践性，要想体验休闲体育运动的魅力只有真正地参与其中才可以，而在参与过后还要用心体会和感觉，并且在参与过程中用身体将内心的感觉表现出来。如果没有亲身参与，就不能够从中获得那种所期望的感受，对休闲体育运动的评价也会直观和确切。不过，如果就欣赏体育赛事的话，也可以将其纳入休闲体育活动的范畴，由此使得休闲体育运动的参与性出现了参与性与观赏性两个种类。

参与性重点在于对休闲体育活动的亲身体验。只有通过体验，才可以让人获得更加准确和深刻的感知，因此体验的过程不能省略。在体验的过程中，参与者一直在接收活动带来的信息，随时调整自己的感官，投入相应的情感予以配合，最终获得理想的参与效果。这里需要强调的是，体验不是简单的感觉，当体验获得信息后还要对其进行深化、解析与反馈，并对某种行为做出有意识地解释，它是与当时的时间与空间紧密联系的精神过程。休闲体育运动恰好就是一种非常理想的体验活动，它本身内含更多的休闲娱乐元素，减少了竞技元素，如此就自然削减了人们潜意识中对竞争的思维，而是能全身心地将注意力放在体验的过程中而不是比赛的结果。这样一来，参与者在体验的过程中会产生各种情感，通常这种情感是积极向上的，长此以往接收这种积极层面的信息有利于缓解现代人们的各种压力，并能培养他们努力向上的意识，控制情绪的能力，掌握情绪宣泄的方法等。

（二）自然性

人的生命活动有内、外两种形式。其中，内部活动主要为生理性、生化性的活动，内部活动需要与外界环境有一种交换关系，而并不是完全只在内部单独完成。人体的内部活动的过程不受人的主观意志的控制，只要人正常地生存，这个活动就会存在。人的外部活动形式也需要内部活动来提供所需的能量，两者相互转化能量，互相补偿。然而，这两个方面的活动都一定要借助于有机体的外部活动，它们构成了摄入与排泄以及身体运动这些基本需求的本源。鉴于这种本源的形式，使得人们总是乐于选择一些可以让身体活动起来的娱乐形式。

人作为生命，为了高质量地生存也必然无法脱离生命运动的规律，这是生命得以存在和延续的必要需要和基本形式。而这也诠释了"生命在于运动"这句话的真谛。只是人的这些本能需求在个体的社会化进程中被特定的方式所限制，从而以社会人的特有方式来满足这些需求。

（三）层次性

休闲体育运动的层次主要有三个方面。

第一，活动人群的年龄层次。休闲体育运动对于人的年龄层次的分别在于不同年龄的人对休闲体育运动有着不同的需求和喜好，这就决定了他们对运动项目的选择。例如，年龄较小的青少年或儿童通常对那些新奇的个人活动更感兴趣，如小轮车、轮滑等；年龄稍大一些的青年群体则对带有刺激性和挑战性的项目更有兴趣，如滑板、跑酷、定向越野，等等。与其他两个方面的层次性相比，年龄层次对于休闲体育活动的选择起到决定性的作用。

第二，活动内容的难易层次。任何一项休闲体育活动都有一定的难度，这个难度是人们完成活动所要求的技术标准的高低，而这也成为人们选择休闲体育活动的依据之一。判断哪种难易层次的活动只要依靠人对自身能力的判断，即认为自己的能力是否能够匹配这项运动的要求，如体能是否足够、技术是否太过困难以致学不会，等等。

第三，活动方式的消费层次。就目前来看，有很多休闲体育活动除了要付出体能外，还需要在经济上有所消费。休闲体育活动的消费水平是一种具有显著社会性特点的分层，与个人的社会身份以及阶层的表征具有密切的联系。像高尔夫球、壁球等活动属于高消费活动，经常参加这些项目的人需要有一定的经济实力；而像网球、羽毛球、保龄球等项目也会对参加者的经济情况有一定程度的要求，但与前面提到的高尔夫球等相比就会少很多。

（四）时尚性

在当今社会，人们在业余生活中参加一些休闲体育活动已经成为一件非常时尚的活动，因为这些活动也使得人们拓宽了自身的交集渠道，更是获得了一个展示自我的新平台。因此，休闲体育运动就自然被赋予了时尚性的特点。

在 21 世纪的今天,人们在休闲体育领域的创新意识不断增加,于是便创造出了更多、更新颖、更讨人喜爱的休闲体育运动,并借助全球化的大背景得以迅速传遍全世界,甚至有些突出的休闲体育运动成为国际化项目。然而,既然休闲体育运动带有了时尚性,也必然会存在时尚过时不再时尚的一天,这是时尚性特点的必然经历,一项广为流行的时尚体育运动项目,终有一天会被后来者所取代。

在休闲体育的时尚性特征中还有一点,就是这种时尚往往会被标定为某类特殊人群的身份或地位的代表,即以这种时尚性作为区别自己与其他阶层的差异。为此,为了获得这种阶层认同感,很多人不得已必须"爱上"某项运动。这也是休闲体育运动时尚性特征的一种实际表现。

（五）时代性

休闲体育运动是在一定的历史阶段、一定社会发展程度下产生的。从古到今,不同历史时期展现出的物质文明和精神文明水平各有不同,甚至有些时代差别较大,其中对于休闲体育运动这类食物有大进步的时期,也有退步的时期。不同时期的社会情况产生的人的休闲活动方式也就相差各异,由此可见体育休闲活动是应不同时代的要求和进步而演变和发展起来的。

从历史上看,实际上几乎在任何一个历史时期的社会中都能发现休闲体育活动的身影,它一直是大众乐于参与的活动方式,即使是在神权统治之下的中世纪欧洲以及在外族入侵中原的元蒙时期的中华大地,也都没有完全抑制大众追求休闲娱乐活动的意愿。少年儿童对于游戏的热爱是显而易见的,以至于一些战斗时的打斗或战术战法都演变成为极具休闲色彩的体育活动。不过,休闲体育运动的出现和发展归根结底还是要归于社会文明进步程度的,且与科技水平的发展有一定的关联,这点从今天我们经常参加的休闲体育活动与 20 世纪甚至更早时期的休闲体育活动的差别已经很大了。今天产生的很多休闲体育活动都或多或少地需要依靠科技提供的帮助，无论是在材料方面还是在器材上，而较之以往的活动更多是单纯的身体活动，它借助的器材和对场地的要求较少。

（六）流行性

流行性主要是一项事物在社会范围内具有的广泛影响，它与时尚性的不同在于流行性是时尚性的结果，简单说就是一个事物先具有时尚的特性，然后才能形成社会性的流行。人们处在现代社会之中，其所获得的生活在品质上已经得到了飞速提升，这同时也能促进人的精神有同等升华。休闲活动的出现就得益于这种社会文明水平的进步，以至于它更加符合人们生活的需要，甚至成为人们业余生活中不可分割的组成部分。在众多的休闲活动中，休闲体育运动又以其富有魅力的特点与价值成为人们休闲活动的首选。在现今社会中不断有更新、更时尚的休闲体育活动被创造和传播开来，其中有些优秀项目在短时间内获得了全球性的传播，立刻成为国际性体育活动，得到人们的广泛认可和参与。这点从近年来奥林匹克运动会的项目设置不断增加可见一斑。

（七）自发性

美国休闲学专家杰弗瑞·戈比认为："休闲（Leisure）是从文化环境和物质环境的外在压力中解脱出来的一种相对自由的生活，它使个体能够以自己所喜爱的、本能地感到有价值的方式，在内心之爱的驱动下行动，并为信仰提供一个基础。"

自发性是休闲体育活动最突出的一个特点，这显示出极强的个体意愿程度。首先，个人参加休闲体育活动是在其可支配的时间内，并且主观意愿上乐于参与，几乎不存在强制、被动参与的情况。正是由于这种出于主观上的自愿，使得休闲体育活动不仅能直接满足个人身心发展的需求,而且还能激励其更加持久地参与其中,由此建立起一个良性的身心参与习惯。

自发性来源于一种自觉意识。在高度发达的现代社会中,休闲体育活动已不再只是劳动之余的放松方式,它还成为人们的一种生活态度以及展现生活品质的事物。现代人具有充分的自由意识,人们对自由时间的支配权能够在休闲体育运动中充分体现出来。

三、现代休闲体育的价值

（一）健身价值

事实表明,休闲时间定期参与一些休闲体育活动是保持身体健康、强化身体各项素质的好方法。人的年龄增加会给身体带来必定的衰老现象,其次是各种疾病的出现。研究数据表明,脑力劳动者发生动脉硬化的概率为 14.5%,体力劳动者仅为 1.3%。我国传统的健康教育一直强调运动在人体中的重要作用。一些研究人员研究了 40 名已经参加跑步运动很长时间的中老年人,他们的发病率普遍较低,心肺退行性变化延迟了 10 年甚至更长才出现。这正是得益于他们平常的长跑运动锻炼,显现出了改善心脏和肺部的价值,并调整了身心。

每个人都有权利参加到休闲运动当中去,参与其中的人没有阶层划分,也不分职业,可以说这是全民参与的体育活动。人们参与到休闲体育当中后可以帮助他们摆脱学习或工作中的压力与单调,感受美好生活价值,从而为我们所倡导的培养终身体育意识和能力打造坚实基础。

（二）娱乐价值

人们之所以热爱休闲活动,一方面在于它是人们得以自主自愿选择参加的项目,另一方面在于这类项目本身具有较大娱乐成分。自我满足的、即兴的和自发的游戏以及有组织和有目的的娱乐是两种相异的休闲形式，休闲体育显然属于后者，它集丰富的内容、多样的形式于一体，带有娱乐性、刺激性、挑战性、新颖性和时尚性等特点，如此可使人们尽情感受到体育的魅力与乐趣，并在其中展现自己的个性和发挥运动才能。

（三）经济价值

从社会经济学的发展看，社会生产力的发展决定了休闲体育的社会价值观。如在工业革命中，生产力有限就需要大量工人参加劳动，那个时代休闲无疑是被认为对生产发展有害的。当时，社会的经济制度几乎都在看重资本积累，而生产和不必要的闲暇时间自然成为谴责的主体。但是，随着社会生产力的不断提高，人们长期以来对单调的生产和生活感到不满，他们逐渐将关注点转移到了生活方面，而资本家们发现到这个改变后也并没有完成对这种态度的转变一味采取打压态势，为了安抚工人的情绪和劳动热情，资本家开始尝试支持休闲体育的发展和普及。之后休闲体育的发展越来越好，以至于成为一项不容忽视的产业，在一些发达国家，一个家庭的休闲体育消费甚至占家庭总消费的很大部分，美国就是这样的国家。时至今日，美国仍旧是包括休闲体育产业在内的体育产业最为发达的国家之一。

当前，许多地区的旅游业非常兴盛，将之与休闲体育相结合，就孕育出了很多以休闲体育为主的旅游城市。这为城市发展带来了十足动力，吸引了更多休闲体育爱好者的到来，而休闲体育旅游业也逐渐成为休闲体育城市的重要产业，具有非常值得期待的经济前景。

休闲体育的经济影响也体现在房地产领域。今天，当房地产业再次成为国民经济的亮点时，人们购买房屋的选择不再只是房价、房屋面积、楼层等的固定标准，更加注重舒适性和社区的便利。在"科学运动，健康生活"的现代运动观的指导下，在全民健身活动的热潮中，对休闲体育设施现状的关注也再次上升，这已经成为家庭购买房产必要的考虑因素。休闲体育在现代人们的生活中已经非常普及,如此使得人们非常便捷地就可以参与到活动当中,人们的健康状况也因为经常能够得到锻炼而获得改善,这在国家对家庭医疗费用支出的数值减少的统计数据中也能看出。上述事实无疑都证明了休闲体育在现代中国大众的生活中已经成为最普遍的社会现象和经济现象。

需要强调的是,休闲体育的价值取向必须保持正确。休闲体育及其产业的发展必须符合社会主义精神文明建设,必须能够满足人民日益增长的体育锻炼需求,致力于提高人民生活质量和改善道德情操,促进社会文明进步。

（四）社会价值

根据社会学的相关标准,西方发达国家已进入后工业社会,而中国则处于前工业化社会。在这一阶段,人们的生活方式主要是无私地工作、不停地学习和被忽视的闲暇时间。在后工业社会,人们会更加注重自我实现,也是对生活的充分欣赏。

从现代的角度上着眼休闲体育,其无疑是一项前后工业化社会转变过程中的产物,它的主要成长期在前工业时期,快速发展期在后工业时期。休闲运动代表着人们对生活的热爱,是一种积极生活态度与方式的表现。就其所体现出的社会价值来说,直接反应可以有效减少青少年的暴力倾向,而对于老龄化程度逐渐加深的我国来说,休闲体育对老年人延缓衰老,构筑晚年幸福生活也带来了促进作用。当前,我国经济的发展速度尽管较快,但也存在着不平衡的问题,这势必会导致一些城市需要在不长的时间内完成向后工业社会的过渡的进程。在这一转型时期中,休闲体育就成为一个衡量转型完成与否的重要标准。现在在我国很多地区的社会管理中,都将休闲体育的开展工作纳入了社会主义精神文明建设的一部分,从这也足以见到休闲体育之于社会的重要价值。

（五）文化价值

对于文化概念的理解需要从广义与狭义两个层面来进行。广泛的文化，是指人类参与的各种社会活动以及在这些社会活动中创造的所有成就。通过该定义可知人们的社会生活中所涉及的各方面内容（物质的、精神的）都是一种文化。狭义的文化，是指与精神生产直接相关的精神生活、现象和过程。从概念中可知其所指代的文化范畴较小，只是与物质文化相关的精神文化，包括人的价值观、社会意识、道德水准三个方面。文化只存在于人类社会当中，是一种精神和行为的积累。人们的休闲体育就是一种行为，是社会发展到一定阶段的产物，无疑这也是一种社会文化现象。

当前，人们普遍生活在高压力、快节奏之下，闲暇时间成为人们期望获得的宝贵资源。在这个时间中，人们可以从事种类丰富、乐趣颇多的休闲体育活动是非常让人愉悦的事情。从社会生产和经济发展的角度上看，作为重要生产力的人的素质不断提升，情绪稳定才是从本质上提升生产效率的关键。如此一来，适当增加人们的休闲时间，使他们的良好状态再投入到生产活动中，这样便形成了一个良性循环的过程。

包括休闲体育在内的社会文化生活有着丰富的内容和形式，具有十足的文化魅力。休闲体育满足的不单单是人们的娱乐需求，同时还满足人们展现自我以及对美的欣赏需求。不过需要正视的一点是，人们闲暇时间越多，越需要对人们利用闲暇时间的方式进行引导，即引导人们选择正确的、积极的休闲放松方式，以此来减少社会问题。因此，休闲体育的不断普及和发展对促进良好社会的形成起着重要作用。休闲体育的开展本来就符合人们维护身心健康的本质需求，再加上休闲的趣味性和时尚性，更为这种需求增添了许多亮色。这就会使参与其中的人们更知道如何感受休闲氛围，从而在潜移默化中提高了自身的整体素质。宏观来说，这也是对我国社会主义精神文明建设添砖加瓦，如此更能展现休闲体育的文化价值。

四、现代休闲体育的分类

（一）相对静态类的活动

静态类活动顾名思义就是一种基本没有过多体能消耗的活动,但这种活动更多是对脑力的消耗,更接近于益智类项目的特点。常见的相对静态类活动有台球、棋牌类、益智类活动等。尽管大体上这些活动都是脑力和技术的对抗,但也不完全是静止的,像台球运动也有一定的体能消耗。棋牌类活动通常是多人参加的集体活动,默契与配合、经验与心理素质是这类活动的主要特征。近年来,这类相对静态类的益智项目越发风靡全球,更多的益智类项目传播到我国,其中比较广为流传的有数独游戏。

不过也有一项相对静态类活动既不怎么消耗体力,也不怎么消耗脑力,这就是垂钓类活动。如此看来,这项运动更像是纯粹的休闲活动。

（二）观赏性活动

观赏性活动,是指观赏各种体育竞赛和休闲体育的表演。在现代我国举办了很多单项的或综合性的体育赛事,这些赛事都为参与观赏性活动的人提供了良好的赛事产品。人们在观看比赛和运动表演的过程中会有各种情绪表现,如激动、沮丧、愤怒等,情绪状态也随之跌宕起伏。另外,现在很多体育迷已经非常专业,他们不仅爱看比赛,而且会看比赛,能够领悟到体育运动更深层次的魅力。而观赏比赛无疑就是他们自我感染和自我陶冶的过程。

（三）互动性活动

1.利用自然活动

所谓的利用自然的活动实际上是一种人体与大自然中的某

种资源进行的互助式休闲活动。要想通过这种休闲活动获得有益身心的效果需要在专业人士的指导下进行。常见的利用自然的活动有温泉、沙浴、水浴、蒸气浴、药浴等。

2. 互动式活动

互动式活动，是指依靠专业人员通过专业手法来实现人的疲劳缓解与心理调节的方法。常见的互动式活动有按摩、理疗、足浴等。

第二节　现代休闲体育的现状

休闲体育发展到今天已经成为大多数现代人生活中不能缺少的组成部分，甚至由此产生出了休闲体育文化。为了更清晰地让人们了解现代休闲体育的状况，在此重点对其发展现状与未来的发展趋势进行分析和评估。

一、国外休闲体育发展

（一）国外休闲体育发展概貌

随着社会的进步和科技的发展，人们渴望在物质生活和精神生活中获得双丰收，这也是生活质量提升的标志。社会生产关系和科技提升的生产力解放了人们的劳动力，使人们获得了相比过往更多的业余时间，即可支配时间。加上现代信息化时代的到来，人们的生活变得越来越便利，生活方式发生了天翻地覆的变化，人们从过往更多的体力劳动转变为了更多的脑力劳动，于是其所面临的竞争更加激烈，人际关系更加复杂。长期处于这种环境下的人们不同程度上会患上生理上的疾病和出现心理上的问题。人们的身体长期处于亚健康状态中，长此以往定会给个人、家庭和国家建设带来消极的影响。这种情况的发生逐渐被人们所重视,很多健康学家、社会学家等开展的研究课题也与解决这些问题紧密相关。大众体育就是在这种背景下蓬勃发展起来,后来以致人们乐于为此花费。这就是国外休闲体育发展的基本原因。

休闲体育活动能够首先在国外发达国家中兴起,主要原因就在于社会制度与生产力的先进性。我们所熟知的美国以及西欧很多发达国家其普遍工作制度为每周工作五天,有些北欧国家甚至施行一周四天工作制,并且除周末外,还设置有各种长短不一的假期。评价一个国家的发达程度如何,劳动者所拥有的可支配剩余时间也是重要依据之一。劳动者的可支配时间越长,社会发达程度越高。不过,最终决定劳动者可支配时间的核心因素还是强大的生产力水平。

现如今,奥林匹克运动会成为人类体育运动的盛会,运动会中的各种比赛项目主要是以西方竞技体育运动项目为主。体育运动的发展通常具有连带性的特点,也就是一个国家或地区的竞技体育运动较为发达,那么其也会促进其他体育形式的发展,休闲体育的发展程度就是如此。17—18世纪,欧洲的一些国家出现学校体育,后来这些学校体育逐渐完善,这就为此后休闲体育的发展奠定了坚实的基础。到18世纪末,英国的休闲体育活动在大众中逐渐展开,此后这股势头传到了美国。而在美国,人们对休闲体育活动的痴迷程度显然更高,甚至在一些地方还专门创建了休闲体育俱乐部,如此不仅使得现有的很多优秀休闲体育运动项目被很好地传播,并且更多、更新颖的项目被创造出来。

21世纪以后,休闲度假的概念深入人心,人们非常乐于在自己的闲暇时间中安排感兴趣的休闲活动,其中很多就包括休闲体育活动。信息化时代下,人们更多的工作是在办公室用计算机完成的,脑力劳动的强度一点儿不比体力劳动差。长期以这种形式工作会患上不同程度的"办公室综合征",从而导致更多"文明病"的发生。除生理上的问题外,人们长期处在高压力、快节奏的工作中,不免心理也会生病,抑郁、焦虑、人格分裂等症状已普遍出现。这种人体的亚健康状态的蔓延危害着个人和家庭,当人们也意识到这个问题的严重性后,也更期待在自由时间主动寻找身心放松之法。

（二）国外休闲体育的发展趋势

1.休闲体育将成为新的经济增长点

现代世界主要体育强国的体育发展已衍生为产业式的发展,这一趋势正在向世界蔓延。一些体育产业高度发达的国家,如美国、欧洲,他们的体育产业甚至已经成为国家重要的经济增长点。

随着社会生产力的提升以及一系列有利于休闲体育活动开展的政策的颁布,体育发达国家的休闲体育逐渐获得了一些具有实际意义的经济效益。例如,法国就是这样的一个典型国家,其国内个人或家庭在休闲活动方面的支出占比较高,具体分析后能发展三个显著特征。第一,每年人们用于休闲活动的开支增长率高于法国GDP的增长率。第二,每年用于购置休闲领域活动必要的电器设备的支出增长率达到12％。第三,每年用于户外休闲装备或活动的支出增长率为13％。

包括休闲体育经济在内的休闲经济已经来到人们的生活之中,人们意识和休闲行为认可了为休闲活动而支出是可以理解的,而且是非常值得的。又因为参与休闲体育的受众较多,囊括社会中的各个阶层,参与休闲活动的次数较为频繁,如此就自然使休闲体育产业越做越大,直至成为新的经济增长点。

2.实用休闲将成为新的休闲方式

从过往较为陈旧的思维上看,工作和休闲本没有什么本质上的关联,是两项相反的事物,更谈不上互相融合。在以前的工作中,劳动者在很大程度上是不能随意发挥创造性的,而且在工作过程中基本不掌握创造的过程。而休闲活动中的一些活动特点就能将人们从工作中的压抑中解放出来,重新审视自我。

为了改变这种传统工作对人们创造性的局限,一些欧美发达国家兴起了一个"由你自己来干"（DO IT YOUSELF）的时尚新型工作模式。这种工作模式的中心思维是引导人们自己来完成那些由专业企业才能完成的事情,这具有十足的挑战性。这种新型的工作模式满足了人想干一项实在的、有想象力和个性化劳动的愿望。

实用休闲包括所有需要具体完成任何一种体力劳动的活动。实用休闲在 21 世纪也逐渐为中国大众所接受。

3. 户外运动将成为时尚休闲方式

当前来看,休闲的方式已经非常多样,这有利于大众选择适合自身实际情况和爱好的休闲方式。对于休闲运动来说,最好场所当然是户外大自然中,这种环境与大多数人的室内工作环境相比差异较大,再加上活动本身的休闲趣味性,更能让人有良好的身心体验。鉴于此,户外休闲运动就成为现代人们的时尚休闲方式,如健身跑、飞盘、皮划艇、攀岩等就成为人们茶余饭后的时尚话题,彼此在交流和实际参与中满足更强烈的时尚需求。

从人本来的动物属性而言,本身就应该是在大自然中生活。但社会的文明程度提高的同时反而将人们的大多数活动都限定在了压抑的室内,慢慢让人脱离了对大自然的亲近感,如此长久的话,必然会缓慢削减人的健康程度。对于休闲运动发达的欧美国家,绿色、氧气、阳光、乐趣是人们主要选择的休闲方式中必备的元素。一项统计数据显示,在美国,有 94.5% 的大众会选择在户外开展的休闲体育运动,而在室内开展的台球、保龄球等风靡一时的休闲活动在目前的经营越发困难,参与人数在逐年减少。

4. 网球将成为各国中产阶层最普遍从事的休闲运动项目

网球运动在其起源和发展之初都是贵族阶级的活动。后来随着进一步演变和器材制造材料的变革,使得人们对这项运动的消费能够逐渐承受,进而更加普及,直到今天成为大众都可以参与的休闲体育运动。网球运动的休闲性和健身性不必过多解释,现今已成为人们强身健体、缓解压力、追求时尚的好方式。目前,网球成为国外中产阶级的最爱,参与率极高,他们不仅爱打网球,也爱欣赏网球比赛，几乎每天在世界范围内都有网球赛事举办。从这种现状来看，人们对网球运动的这种青睐将会进一步扩散和传播。

5. 体育旅游将成为休闲消费的主力

从当前世界发展来看，信息无疑已经成为第一大产业，石油能源为第二产业，旅游业为第三产业。由此可见，旅游产业在21世纪的当下的世界主要产业构成中占据较高的地位。那么，作为旅游产业中的一个组成部分——体育旅游，是否能从中分得一杯羹呢？答案是肯定的。现如今，体育旅游在国外已经成为一项非常流行的休闲方式，并且受到人们的欢迎。体育旅游将体育与旅游相结合，将过去以观光游览的旅游休闲目标转变为了以参与某项体育活动为主的旅游行为。有统计数据显示，在美国，每年有50%以上的人会选择旅游活动，其中有将近一半的旅游活动与体育有关。

对于体育旅游而言，有一点需要注意，因为参与者会受时间、运动能力以及资金所限，这不是一项门槛较低的休闲活动，因此能够选择体育旅游作为休闲活动的受众仍旧比例较少，于是就不能认为这是一种普遍性较强的项目。能够支持经常参加体育旅游的多为那些中产阶层人士。而对于体育旅游业来说，为了能够让更多的人参与进来，开发一些短期、短途、负荷小为主的体育旅游产品的营销效果更为理想。

6. 极限运动将成为亮点

在国外，极限运动是一项非常受欢迎的休闲体育活动，其特别受到青少年或中青年的喜爱。为此，在国外经常能够看到人们参加如登山、滑翔伞、摩托艇、潜水、徒步探险等活动。

之所以极限运动能够获得人们的垂青，主要原因在于这种活动本身具有的风险性特点，人们本身所具有的冒险精神是参与这类运动的驱动力，尽管这种活动从实质上看并没有什么实际价值。除此之外，通过参加各种极限运动，还能同时提升人们的健身意识、环保意识和文化意识。

目前,对于极限运动来说尚没有一个统一的定义,具体来说就是不能确定某种形式的运动算是对极限的描述,不过,总的来看,被誉为极限运动的项目都具备同一个特点,那就是都能刺激人的肾上腺素分泌,给人们的感官和精神带来疯狂与刺激。

二、我国休闲体育发展

(一)我国休闲体育文化的发展现状

1. 人们对于休闲体育运动越来越热爱

与过去相比,现代人的健康意识发生了很大变化。在物质生活相对丰富的情况下,人们更加关注自己的身体健康和心理健康,特别是在当今的高节奏、快速生活和工作压力下,保持身体健康,无论是现在还是未来几十年的高质量生活都非常重要。随着现代人的健康意识越发增强,人们开始越来越重视休闲体育的概念,进而也提升了对体育消费的认可度。除了紧张的工作,人们更愿意将时间和精力花在休闲、娱乐、健康等方面,以减轻工作中的紧张和压力,并通过各种休闲运动提高他们的生活质量。当然,也包含了对时尚运动的热情。不仅如此,人们也逐渐认识到休闲体育消费,并意图通过体育消费行为获得更理想的休闲体育体验,比如在更好场地条件或器材条件下运动。

2. 休闲场馆与设施越来越完善

在中央政府、地方政府和社会各界的倡导和帮助下,以及随着我国全民健身思想的不断深入和巩固,许多大型综合体育场馆和休闲设施得到了建设与完善,这大大提升了人们的休闲体育环境。据统计,2010 年至 2015 年,国家体育总局和地方政府已投入 300 多亿元用于全民健身工程,并在学校、社区、公园、广场等公共场所修建运动场地和设备,其中有 75%的设施免费向群众开放,9.6%为象征性收费,15.4%按市场价格收费。与我国垂直相比的话,这种进步无疑是飞跃性的,但如果是横向与发达国家相比,这些体育资源的投入仍显出有很大不足。

3. 休闲体育内容的多样化

目前,中国的休闲体育发展迅速。在内容方面,它基于传统项目,并且大胆创新和拓宽。它不仅有武术、气功、游泳、跑步等少量花费甚至没有花费的运动,还有需要特殊场地、设施和一定消费的现代体育内容,如家庭健身、网球、高尔夫等。此外,许多时尚爱好者也开始参与西方休闲体育活动,如冲浪、攀岩、高空跳伞、热气球、蹦极等。他们希望通过这种令人兴奋和激动人心的活动来实现自我和回归自然。对应于内容的多样化,自然在休闲体育产业中就需要与之匹配的多样化配套产品。例如,有专门的高海拔保暖服装、专业滑翔伞和热气球、专业的网球拍等。因此,可以说休闲体育内容的多样化内涵非常丰富。

4. 休闲体育受到教育界的重视

鉴于休闲体育的诸多价值和功能及其普遍性,将休闲体育引入校园是大势所趋。休闲体育之所以有教育性,就在于休闲体育本身所具有的教育、健身和智慧等基本属性。"玩耍"是人类最基本的需求,也是学生和青少年的本性。因此,有必要充分利用这种天性,努力让学生通过"玩"来实现健身、与他人交流和团队合作的教育目的。现如今,许多体育院校已经建立了休闲体育专业及其相关课程。这将为我国培养一批集研究、引导和经营为一体的休闲体育综合性人才,以适应社会和休闲对相关人才的需要。

5. 参与人员的分层细化

近年来,休闲体育活动中的参与者都会表现出一定程度的分层化特点。通过研究发现,这种阶层分化的现象主要与休闲体育资源的缺乏和参与所需资金的数量有关。

例如,经济收入和业余时间稳定的社会管理人员,大多数人会选择团体和娱乐性较强的休闲运动；高薪白领阶层更乐于选择高消费的活动,如高尔夫、保龄球等,这类运动通常在相对安静的环境中进行；经济实力并不充足的蓝领阶层通常会选择那些便宜的项目；退休人员收入和时间稳定,健身需求强,他们通常选择的休闲项目是有氧运动,如散步、槌球和太极拳。他们的大多数活动会在如社区、临近公园等公共场所。

但随着社会物质资源越来越丰富,过去只有高端人士参加的休闲体育活动也出现了有更多蓝领阶层的人士参与,如网球、保龄球、高尔夫、壁球等项目。通过这种方式,参与休闲运动的人们的分层细化的界限开始变得更加模糊。

（二）我国休闲体育的发展趋势

1. 休闲体育研究工作更加深入与广泛

当前,休闲体育几乎成为人们生活中不可缺少的活动内容,人们参与休闲体育活动的形式可以是亲身参与,抑或是观赏体育比赛,但无论参与的形式如何,他们都能从中获得良好的身心体验。鉴于休闲体育在当下的热门性,使得国内外众多相关学者都对这一领域展开了卓有成效的研究。在这一研究领域中,欧美国家起步较早,研究成果显著,有很多结论都对我国学者在相关课题上的研究提供了莫大启示。随着休闲体育的广泛兴起以及对其进行的研究越发深入,使得这项对提升人们生活水平非常有益的活动逐渐被人们所认识。群众体育、社会体育等人们所熟知的大众体育形式中都不会缺少休闲体育活动的项目。

对于休闲体育的研究内容来说,既要研究项目本身,还要研究受众对象,这个对象不仅包括休闲体育的参与者,还包括比赛的观赏者。此外,在许多理论层面和宏观层面也需要涉及很多的研究,如休闲体育基本理论方面的概念、特征、价值,休闲体育的政策、休闲体育场馆设施及维护、休闲体育管理人才的培养、休闲体育市场的开发等。随着这一研究工作的深入,越来越多的人越发认可休闲体育对于社会和个人发展带来的价值。此时的人们便从一开始只关注某项休闲运动本身转而到了更高的层面上来审视休闲体育的实际意义，如认为它已经成为人们生活质量提升和社会进步的一种标志。这对于提高国人的健康意识、休闲意识以及全面提升人民的精神文明水平都是一件幸事。

2. 由身体锻炼模式转变为休闲体育模式

最初人们参与休闲体育活动的目的非常明确和单纯，就是为了能够锻炼身体，或是通过参与这种形式的活动来延缓衰老，抑或是达到某种疾病的恢复作用。从某种角度上说，这种参与休闲体育的行为带有一点被迫性的色彩，个人本意上不是完全乐于参加，甚至会觉得这种活动是一种必须要完成的负担。

现在随着人们对休闲体育活动的进一步理解，其已经成为人们健康生活方式的主要内容。如此使得人们在参与其中时已经没有了过去那种被迫感，参与态度从被动变为主动。而对于参与休闲体育的目的也从最初的单纯强调锻炼身体转变为了既锻炼身体又注重心理上的愉悦，以此获得身体和精神两方面的良好体验。这种改变是人们参与体育活动行为观念上的改变，是非常可喜的变化，这也从侧面反映出了我国群众体育活动已开始向休闲体育模式转化。另对休闲体育的研究表明，人们在参与休闲体育活动时所抱有的目的是不尽相同的，有的是想通过休闲体育活动缓解压力，保持愉悦的心情，有的是为了锻炼身体，还有的是为了获得另一个人际交往的平台。如果能够将人们参与休闲体育活动的目标进行分类管理，使得人们无论抱有什么目的，都能选择到适合的项目并从中切实获益，这将成为我国今后群众体育活动的发展趋势。

3. 北京奥运会推动了我国休闲体育的快速发展

2008年，北京举办了一届无与伦比的奥运会。这届奥运会的成功举办无疑将我国的体育事业推向了巅峰，在取得如此良好效果的奥运会的带动下，全民健身的意识进一步提升，包括休闲体育运动在内的大众体育的发展也上升到了新的平台。为此,我国的休闲体育运动要借好这一发展势头,大力将国外优秀的项目引入我国,并且注重与我国的实际情况相结合,让被引入的休闲体育活动更加贴近寻常百姓家。此外,还力争要在与休闲体育开展紧密相关的管理模式、服务系统、项目规划、组织形式等内容的研究领域有所突破。

4. 休闲体育促进相关产业的快速发展

当前,休闲体育的普及让人们的生活都离不开它,以至于在众多的全民健身活动中,休闲体育项目占有大量的比例。这些丰富的休闲体育项目的开展同时带动了相关产业的发展,直到今天形成了一条较为完备的以服务参与休闲体育运动人士的休闲体育产业链。这一产业的发展速度非常迅猛,人们在这一领域中的消费数额也逐年增加,从这一层面上也能看出大众对休闲体育价值的认可度。

和体育产业发达的国家相比,我国休闲体育产业的起步较晚,尚有很多不完善、不成熟的地方,然而尽管如此,其发展前景仍旧被广泛看好。其中最重要的一点就是热衷参加休闲体育的人口数量在不断攀升,这意味着对休闲体育产业中的产品或服务的需求量在进一步加大,这自然就成为一项产业发展的重要基础。休闲体育产业的发展可以带来两大方面的优势,第一就是建立了一个新的经济增长点,第二就是带动就业市场保持活跃状态。上述两个产业的良性发展都可以为我国的社会经济发展和社会和谐稳定做出一定的贡献。

5. 休闲体育与学校体育逐渐结合

近些来我国针对学生体质状况进行了多次监测。历经多年对检测结果的分析表明,我国学生的体质健康状况逐年下滑,在身体素质指标中,耐力、肺活量、弹跳力、柔韧性等指标下滑严重,学生患近视的比例居高不下且仍旧有上升势头,而且近视越发向少儿化发展。此外,患有肥胖症的学生数量也在攀升。学生体质状况的下滑已经使得全社会予以关注。

导致我国学生体质状况下滑的因素较多。一个重要的原因是尽管在提倡素质教育和给学生肩负的精神被逐渐落实,学生确实获得了更多的课余时间,但大多数学生的课余时间并没有用来更多地参加体育健身活动,而是参加了课外补习班或是艺术培训。这些活动占用的都是应该用来锻炼身体的时间,学生所处的年龄段正是身心发育的高峰期,如此缺乏锻炼必定对学生的身心健康成长产生不利影响。实质上,这个问题是学生所需要的积极休闲能力需求和社会需求相脱节,这点在现今我国城市的教育中非常显著,而休闲体育在解决这一深化素质教育中出现的发展性问题有着独特的教育和社会价值。休闲体育本身具有娱乐性和教育性的特征,特别是其具有的寓教于乐和放松身心的特点使得这与素质教育所提倡的理念非常契合,并不能认为学生参与到休闲体育运动当中只是一个玩耍的过程,认为是浪费时间。学生在活动过程中也是可以获得不同层面的教育,以及更加多元化地了解这项运动乃至社会的运行规律,这个优势决不能被忽视。

为此,在今后的学校体育发展中,应该切实本着"以学生为本"的宗旨,引进适合学生开展的休闲体育运动项目,让休闲体育活动成为践行教育新理念的良好渠道,从而对学生的身心健康成长和打造健全人格提供帮助。

第三节　休闲体育产业发展布局和对策

在现代社会中,多项产业都表现出蓬勃发展的一面,对于休闲体育产业来说也是如此。该产业的发展依托于良好的社会经济建设和精神文明建设,在产业基础打好之后,人们的健康意识与日俱增,认可了运动有益健康的理念,并且愿意为休闲体育活动支付一定的费用,久而久之,休闲体育逐渐就形成了体系性的产业结构。为此,本节就重点对现代社会休闲体育产业的发展问题进行研究。

一、休闲体育产业的特征

（一）消费与生产的同时性

从经济学的角度来分析可知,现代的服务业拥有生产和消费紧密相关的特性,两种行为基本上是同步进行的。

从内容上看,可以将休闲体育分为主业和相关产业两部分。这在外国就有先例,澳大利亚对休闲体育的内容分类,将体育竞赛、主动休闲体育、被动休闲体育、休闲服务、博彩等划归到主业当中,而将围绕休闲体育周边的零售业、建筑业、金融业、制造业、文化服务业等划归到相关产业当中。在对休闲体育产业的内容进行分析后可以了解到,休闲体育的产业形态主要为各式各样的体育活动,以及围绕活动而来的休闲体育服务。就体育服务而言,它就具有消费和生产的同时性,即消费和生产是同时完成的。不过除了一般的体育服务外,与休闲体育相关的还有必要的建筑业和商品制造业,但既然是相关产业,就决定了其本质上并不会对休闲体育的主体产业的总体属性或功能构成影响,相关产业发展得如何只能决定主体产业发展的质量或舒适度。

休闲体育产业中消费与生产的同时性特征也决定了以下必然出现的三种情况:一是休闲体育服务中的同步生产性和消费性;二是休闲体育产业的消费效用水平与生产过程密切相关;三是休闲体育活动的吸引力、服务的周到性等决定消费者体验的元素的效用水平影响较大。

（二）产业融合性

休闲体育产业的发展需要以社会经济的发展为依托,在与旅游业、休闲服务业等结合后获得了前所未有的产业前景。与此同时,休闲体育产业下属的许多子行业的发展也越来越表现出融合性和一体化的趋势。导致这种情况的因素有两方面，一是由于主体产业是内部整合的。在国家体育总局和国家统计局开展的国家体育及相关产业统计中，体育健身和休闲活动并不属于同一个类别当中，这显然与休闲体育产业的内容分类方式明显不同，并且还呈现出统计范围不大的不足，所以开展过程中必然会出现较多的融合情况。二是相关产业的整合。休闲体育相关产业包括旅游、休闲服务、建筑、餐饮、住宿、产品制造等产业，这些产业始终要与休闲体育的主产业的发展方向保持一致。通过这两点就能看出休闲体育产业与相关产业结合的密切度是多么高了。

（三）体育特色

第一，休闲体育产业提供给人的是与休闲体育活动紧密相关的产品或服务，抑或是为休闲体育活动提供场地、器材、设计、教学等配套服务。第二，休闲体育功能具有多样化特点，通过多样的休闲体育活动载体，为参与其中的人收获娱乐、健身、养生等价值。第三，尽管休闲体育产业具有生产和消费的同时性，但在提供商品或服务前仍旧需要做好足够的准备，如场馆的建设、赛事的组织、赛事前中后期的管理等，这些具体工作直接决定了人们的休闲体育活动体验。第四，休闲体育产业提供的产品和服务的本质是休闲体育产品和服务供给过程的体验，提供者应该注重对被服务者的体验质量反馈，从而对产品或服务做出完善和提升。由此可见，休闲体育产业带有非常明显的体育特色，其服务质量是以一种动态形式存在的，与服务过程和体验过程紧密相关。

二、休闲体育产业的布局

（一）价值链布局

价值链是众多与产业价值实现息息相关的活动，它的构成会形成一种"链条"状的态势。在结合了价值链理论和休闲体育产业特点后,可以发现对休闲体育产业进行合理布局有利于优化其产业核心业务的流程,进而增强产业竞争力。

1.休闲体育产业价值链的构建

休闲体育产业价值链的构建主要包括产业设计、基础设施、产品或服务供应、销售和服务、跟踪和反馈等方面。

第一,产业的价值能否实现,其关键就在于对产业的设计环节上。对于休闲体育产业设计来说,它是指对与休闲体育相关的所有产品或服务的规划和安排以及生产过程和价值的实现过程。其具体体现在休闲体育产业的发展规划、计划、策略、工作中。

第二,基础设施建设是指生产和销售相关产品所需的硬件设施的建设。只有硬件设施到位,才能开展生产工作,硬件设施的完善程度决定了产品的质量,由此可见这是产品生产和销售的物质基础。

第三,产品或服务供应是指由产品或服务的提供者实施的相关培训、试运营、运营和其他环节。它是休闲体育产品的生产和发展过程。

第四,销售和服务是指为实现休闲体育产品的价值而进行宣传、营销、消费和服务的过程。为人们参与休闲体育而制造的产品以及提供的服务只有在成功销售之后才能换回应有价值,获得收益。为此,就要做好前期的宣传工作、中期的管理工作以及后期的售后工作。

第五,跟踪和反馈是指消费者在购买了休闲体育产品或享受了相关服务后的感受结果。这是休闲体育产品不断完善和改进的依据。常用的获得反馈的方式有满意度调查、服务改进建议等。

以上五个环节构成了休闲体育产业的价值链,其处在由投资、管理、创新和政策共同构成的价值链运作环境之中。简单说,就是休闲体育产业中的各种管理行为和创新行为,都要在足够的外部环境的支持下才能更好地运转。

2. 我国休闲体育产业价值链的布局优化

休闲体育产业的核心环节是突出体现出休闲体育产业的特色。在休闲体育产业的价值链所包含的内容中，产业设计、销售和服务是非常重要的环节。产业设计决定了盈利模式、产品诉求等的发展方向。休闲体育产业只有当其价值实现之后才是有意义的，其核心链才能被认为是具有较高价值的。而销售和服务环节是实现休闲体育产业价值和可持续经营的重要环节，最终产业的价值还是要通过市场销售表现来评判是否得到消费者的认可。由于休闲体育产业生产和消费的同步性，营销宣传工作一般都能较好地完成，销售管理行为也到位，这是休闲运动产品吸引、维护和扩大客户群体的关键。而基础设施建设和产品供应，这两项工作具有一定可重复性，能够胜任这项工作的单位很多，从而使得这项环节的重要性不比前几项。跟踪和反馈是监督和控制休闲体育产业运作及时调整相应环节的过程，这项管理措施是非常重要且必要的，它有助于了解消费者对产品或服务的满意度，如此对休闲体育产业的可持续发展有重要帮助。

由以上所分析的休闲体育产业的特点和价值链的价值，要想对该价值链的布局进行优化，需要从下面五点入手。

一是抓住休闲体育产业价值链的核心环节，创造独一无二的产业设计、销售和服务的核心竞争力。通过富有创造性的产业设计，可以让产品和服务在市场中牢牢占据一席之地，然后再通过良好的销售和服务切实收获产业价值。为了构建好价值链的核心环节，必须对建立独特的休闲体育产业模式予以重视，要创造出有特色、结构全、易参与的连锁品牌，如广州长隆旅游度假村就是一项典型的休闲娱乐商业模式。

二是休闲体育产业的管理应遵循产业价值链的规律，将产业中涉及的所有环节都联系到一起，使其能获得全面的协调并展现出良性运转的状态，如此才能创造出休闲体育产业的附加值。

三是尝试实施价值链和环节外包战略，将体育产业中的如基础设施建设和产品供应等非核心环节采用外包的形式交给市场来做,如此可以将更多的注意力放在核心环节的设计上。不过采用外包形式需要注意的是,有必要在外包过程中根据产业设计要求对相关环节进行监督和控制,这样做的目的在于始终保持外包环节的工作符合相关体育产业本体需求,特别是符合休闲体育的专业性要求。

四是始终秉承创新原则。创新是休闲体育产业可持续发展的动力,休闲体育产业的发展必须走创新的道路,而这个创新不是其中某一项的创新,而是涉及产业价值链中的各个环节,最终呈现给产业单位的是创新的盈利模式和创新的营销模式,呈现给消费者的则是创新的产品和创新的服务。如此就能使得休闲体育产业的发展始终能够满足人们日益提升的需求。

五是优化休闲体育产业价值链的外部环境。为此,需要借助政策支持,高效利用投资,采用科学管理方法、创新文化等方式打造休闲体育产业价值链运行的外部环境,要力求借助好外部环境,最大化地融入外部环境,如此才能更好地提高运营效率。

（二）休闲体育产业区域的影响因素

研究成果表明,最能够展现研究主体真实情况的因素包括区域经济发展水平、区域体育产业基础和区域优势。

休闲体育产业对社会经济发展程度的依赖性。就一个国家来说,不同地区的经济发展水平有所不同,区域化的社会经济可以带给区域内的产业以不同影响,休闲体育产业的发展也会受到区域经济的影响。经济发展水平较高的地区,休闲体育产业的发展也会处于蒸蒸日上的状态;经济水平较差,则休闲体育产业的发展也会缓慢,甚至是停滞的,两者的相关性还是非常高的。

休闲体育产业对于整个体育产业来说是很重要的组成部分,当前来看,它在体育产业中所占的比重越来越大。休闲体育产业的发展要紧随区域体育产业的发展,不偏离整体发展方向。此外还要注重发展如体育旅游、场馆建筑、酒店、餐饮等与体育产业相关的行业，以此为休闲体育产业的发展提供更好的条件。

我国幅员辽阔，不同地域都有各自的区域特点和优劣势。如果这些优势能够被休闲体育产业利用好的话，将会为产业发展带来便利和特色，获得稳定的消费人群。以我国的青海省为例，从经济水平上看较为一般，但借助得天独厚的地理环境和壮观景色，依旧创办了享誉国内外的"环青海湖国际公路自行车赛"。这就是充分利用地域优势发展体育运动的绝佳典型，而休闲体育的发展也需要走这条道路。

三、我国休闲体育产业的发展对策

（一）我国休闲体育产业发展面临的主要问题

1. 我国居民休闲体育消费意愿长期被传统消费观和休闲价值观束缚

不同国家或地区的人在消费上往往都有各自的观念。长期以来，我国人民的消费观念是秉承节俭传统的。时至今日，"成由俭、败由奢"的古训仍旧被广泛传播，以此教导每个人无论拥有什么样的条件，都要保持勤俭节约的作风。在这样的传统消费观的影响下，人们对于众多不必要的消费都会保持克制或抑制。对于现代休闲体育来说，这种传统消费观对人们的消费选择带来了影响，在人们完全注重休闲体育的重要作用之前，对其进行的消费总是表现出谨慎的特点，有些甚至完全不会为此消费。由此也不难理解，虽然中国城乡居民收入大幅增加，但我国城乡居民乐于为休闲体育消费的愿望还是不强，对休闲体育进行的消费远远没有达到预期的放量。

此外，传统的休闲价值观也起到了一定的阻碍作用。我国的传统休闲价值观为"静以修身，俭以养德"，突出强调了以"静"的形式来修身、养身，即于静中求动，于"健"中求"寿"和"道"。在这一理念的影响下，今天很多国人也都非常推崇用相对静态的方式来养身。这种价值取向在农村地区更受推崇。可以预期到的是，在新常态下，依旧秉承这些传统观念的人还是会继续秉承省吃俭用的原则，对与生存没有直接关系的如休闲体育活动等的消费保持严谨和克制的作风。他们更倾向于在家里看电视、看报纸、打麻将，也不愿意去参加休闲体育活动，更不会为这件事情花费金钱，这样的群体这当下我国的存在是较为普遍的。由此来看，目前我国城乡居民的休闲和消费意愿的强烈程度与理想中的过半数相比还相差较远。这确实与我国传统的休闲价值理念带来的抑制效果有较大关系。

处于社会发展的不同阶段中的人的消费观、价值观、幸福观、经济理论、时间金钱条件和自由时间是不同的，在农业社会中，人们的消费观是"节欲勤俭"，休闲观则是"工作至上，休闲是罪"，幸福观是"物"和休闲状态是"有闲无钱"的休息。种种这些观念很大程度上会导致居民缺乏在休闲体育活动当中的消费欲望。对于城市化进程加快的今天，这会使刚刚进入城市的农村居民不适应休闲体育消费。因此，为了正确引导城市化驱使下城乡居民的休闲体育消费观念，就必须抓住新时期形成的健康、快乐、时尚的新型休闲体育消费形象，从根本的消费理念上以及从不同角度的调动和影响下提升居民的休闲体育消费意愿。

总的来说，为了改变人们传统的消费观对休闲体育消费的束缚，需要不断宣传现代健康新理念，最实际的是应该不断拓宽休闲体育市场，建立良性的市场竞争体制，从而能够为人们提供优质的体育产品和体育服务，让人们切实感觉到因为参与到休闲体育活动当中而获得的实实在在的健身效益。

2. 我国城乡居民休闲体育消费需求明显不足

人们的生活水平提高后，其拥有更多的可支配收入才有可能拿出更多的预算参加休闲体育活动。目前我国城乡居民有休闲体育消费的愿望和相对能力的群体大幅增加，但在实际当中居民对休闲体育的消费并没有显著增长，城乡居民对休闲体育消费的需求明显较弱,这似乎与这一时期其他国家休闲体育市场的发展有很大不同。当然,居民对休闲体育消费的克制并不能完全证明他们没有参加休闲体育,只是没有为此而过多消费而已,如参加健身走、健身跑、登山等运动本来就不需要花费太多。目前而言,我国的城市化进程的确处于高速进行当中,然而这种城市化的质量并不是非常高,更多的城市化是体现在高楼大厦等外在形式上的,而居民的精神思维领域还没有提升到与城市化相匹配的级别。

总之,我国居民的休闲体育消费需求不足,导致这种情况出现的原因是多方面的,而这一问题也是制约我国休闲体育市场进一步发展的关键环节。由此来看,为了提升我国休闲体育产业的发展,首先就要从培养居民的休闲体育需求入手。

3.休闲体育场地设施无法满足我国居民休闲体育消费的需求

休闲体育活动的开展需要有与之配套的场地和器材,这是最基本的硬件保障。目前,大众参与的休闲体育所需要的场地主要有休闲体育专有设施和公共体育基础设施。尽管近些年来我国对这两项设施的建设都有较大力度,但与发达国家相比仍有较大差距,远远不能满足大众的使用需求。此外,休闲体育设施的问题还表现在其空间分布与结构的不合理方面。最典型的问题如大多数优质的休闲体育设施都建设在城市中心地区,如此自然使得居住在郊区和农村地区的居民无法便捷地享受到优质设施带来的良好休闲体育活动体验。目前,现有的休闲体育中心和公共体育场馆的功能和设备普遍落后,能够开展的项目较少,不能满足大众的休闲体育需求。

总的来说,这些都属于体育资源匮乏的问题,这一问题必然导致城市化进程中休闲体育服务发展的空间不足问题。需要明确认识到的是,在新型城市化建设的进程中,我国休闲体育设施短缺的情况会继续存在,这种局面可能在短时间内也不会得到彻底解决,这与我国本就是一个体育资源匮乏的实际情况有关。为此,就需要从其他方面开拓居民对休闲体育消费的需求,将休闲体育资源匮乏对消费需求的不利影响降至最低程度。

4.我国休闲体育产业人才严重匮乏

近年来,我国休闲体育产业发展速度很快,产业规模不断增加,产业效应越发显著。目前,休闲体育产业与其他相关产业的融合不断加深,为了继续保持这种良好的发展势头,还需要有源源不断的高素质、高水平的专业人才涌现,而这也是目前我国休闲体育产业发展中的一个不足。我国休闲体育产业人才的匮乏表现在几个不足上,具体为人才储备不足、现有人才数量不足、人才专业素养和综合素养不足等。为了弥补这些不足,我国很多高校都尝试设立了休闲体育专业,以专门培养该领域的人才。但与休闲体育产业实践的发展和对社会对休闲体育人才的需求相比,一些高校开设的休闲体育专业办学基础和师资匮乏,培养出的休闲体育产业人才没有达到社会期待,不能满足产业所需,以致在短时间内并不能彻底解决这对矛盾。

5.我国休闲体育产业的资本市场还没有形成,投资方的主体地位还没有确立

一个产业要想得到发展,资本是最为重要的元素,这对于休闲体育产业来说也是如此。近些年来,由于一些社会经济问题导致了休闲体育产业成本不断上升的问题,进而使得现有资金对休闲体育产业发展的支持力度不足。我国目前的休闲体育产业实际情况是,从事休闲体育行业的多为中小企业,实力有限,单凭一家想做出规模和影响恐怕不太现实,如此就需要依赖融资市场的支持。不过鉴于休闲体育产业属于新兴产业,大众认可度和参与度有待考证,市场前景不明,这就给融资带来困难。即便如此,现有的市场投融资也可以为我国休闲体育产业提供新的动力,但又由于我国休闲体育产业的资本市场尚未形成,投资者的主体地位尚未建立,这就限制了投资人对该领域进行投资的热情,如此要想获得更大的突破性发展可谓是难上加难。

（二）我国休闲体育产业发展对策

1. 把创新作为转变发展方式的核心内容，驱动我国休闲体育产业转型升级

过去40余年，我国早期休闲体育制造业的对象主要是劳动密集型纺织业，由此制造出适合开展体育运动的服饰，这种模式直到今天都在休闲体育加工制造业中占据重要地位，起到了中流砥柱的作用。在新时期为了适应新的经济发展形式和经济增长转型升级的大趋势，我国众多产业的发展类型逐渐转变为技术密集型。这预示我国休闲体育产业的发展也将发生重要变革，而为了支持产业转变，最关键的就在于产业创新。

和过去相比，我国的经济环境已有了重大改善，淘汰掉了传统高消耗、低产出的工业发展方式。这是一个积极的信号，符合新时代我国经济发展的趋势和要求。对于休闲体育产业来说，为了改变传统高耗低产的发展发生，就必须以科技创新作为根本的发展理念，其中要将技术创新放在重中之重的位置上，从而切实使创新成为体育经济增长的动力。

2. 进一步调整产业结构，驱动我国休闲体育产业优化升级

"十三五"期间我国制定的产业结构调整计划中就已经开始注重发展第三产业了，其中对服务业尤其关注，力争做好从工业优先发展到服务业适当优先发展的战略转型。在这一新常态下会产生两方面的问题：一是由于在国家层面进行了产业结构调整，由此会导致休闲体育产业出现产能过剩的问题，同时还会带来与之配套的休闲体育服务业不能满足需求的供给。为了解决这个问题就需要加强"休闲体育产业的建设侧结构改革"，这是最有效、最合理的解决方式；二是随着社会经济的发展越发快速，大众拥有了更多满足休闲体育需求的条件，相关产业能否满足大众的需求也是考量产业实力的标准。为了解决这个问题，需要促进休闲体育中介、休闲体育培训等服务业的发展，预计可以收到

良好成效。

在这一时期,区域结构已从之前的"自我"式发展转变为了与多地区、多产业的协调发展。在过去很长一段时期内,我国休闲体育产业的区域结构比较封闭,这种情况下的发展必然会出现失衡。如我国东部沿海地区,特别是南方沿海地区依托经济优势和政策红利,休闲体育产业的发展也受益匪浅,而中西部地区在没有这种优势的情况下,休闲体育产业的发展也受到牵制,发展迟滞。在新常态下,"一带一路""京津冀协调发展"和"长江经济带"是区域发展从非均衡到均衡的三大战略,也是区域创新发展的指导思想,区域协调发展强调"全国上下一盘棋",这种转变无疑为我国休闲体育产业提供了巨大的助推力。

3. 树立可持续休闲体育消费观,促进我国居民休闲体育消费观念的树立

我国居民在休闲体育领域中的消费欲望并不强烈。出现这种情况的原因有多个方面,如缺乏对休闲体育的正确认识、缺乏参与休闲体育必要性的观念以及缺乏休闲体育的消费能力等。鉴于此,要扩大居民的休闲体育消费需求,还需要从加大宣传休闲体育开始,并且还要从完善我国的社会保障体系这个重要侧面入手,让大众能够更有能力、更放心地参与其中。具体措施应该为改革企业和事业单位的社会保险制度,完善城乡居民基本养老保险和基本医疗保险制度,加大对教育的投入,深化教育体制改革,力求将社会保障覆盖面进一步拓宽,惠及社会中的大多数群体或个人,逐步解决人们关注的医疗、教育等领域的热点和难点问题。

对居民生活的制度保护实际上是民生工程中的重点,要能够使居民有工作、有收入、居有定所,当人们生活中的后顾之忧解除后,才有舒适的心情考虑参与休闲体育活动,再加上同时拥有参与活动的消费能力,参与其中就是水到渠成的事情了。同时,要大力倡导可持续的休闲体育消费,培养大众可持续的休闲体育消

费观念,促进城市休闲体育消费。

4.加强休闲体育场馆设施开发建设力度,推动学校体育场馆设施向社会开放

当前来看,我国开展休闲体育活动的场所主要有休闲体育专门设施和公共体育基础设施。对这两项休闲体育活动开展基本保障的内容进行大力开发是政府为支持休闲体育活动开展应做出的支持举措。但在这方面的建设来说,仅仅依靠政府的力量还远远不够,为此,政府在自身加大投入的同时,还应鼓励私人投资,以此最大限度地发挥资本效益。然后在相关设施建设的过程中,还要时刻关注休闲体育发展的变化和消费者的需求,紧随发展热点,根据不同消费群体推出合适的休闲运动产品。多层次、多级别布局设施建设,使之能满足大多数参与者的消费能力,切实提升大众休闲体育消费质量。为此,可以从以下三方面着手。

一是制定休闲体育设施建设的具体计划。我国是一个体育资源匮乏的国家,在建设休闲体育设施的时候要做到全面规划,高效利用。为此,就需要在规划中准确收集相关信息,包括休闲体育场馆或设施的数量、标准和地点等。在新型城镇化建设过程中,特别要加强农村、小城镇休闲体育场馆的规划和发展,这对让更多人参与到休闲体育中来是较为关键的。

二是加强城市社区、农村新社区和乡镇健身活动室或站点的建设。对这些项目的建设目的在于解决公共配套服务设施严重缺乏的问题。对这个问题的解决要在规划阶段就予以重视,不应在规划之后再做弥补性建设,应将休闲体育设施的建设成果纳入到各级政府的年度工作考核标准之中。

三是学校体育资源向公众开放。学校中的体育资源相对更丰富一些,在鼓励大众参与休闲体育活动时应该充分利用学校体育场地或设施弥补公共体育设施不足的问题。地方政府在这项工作中要发挥作用,积极倡导,与学校方面积极协调,共同制定一套可行性强的、惠及各方利益的开放方案,避免学校方面的消极

对待。

　　5.加快相关产业创新人才的培养

　　一个产业要想发展,就需要大量的人才。由于休闲体育在我国的发展较晚,再加上体育资源匮乏导致能更多接触休闲体育运动的人就少,进而导致缺乏专业人才。即便在近年来一些高等院校培养出了一批相关人才,但也由于缺乏实践经验而显得质量不高,有些更是缺乏对休闲体育产业的正确认识,更不要提深入研究理论和进行实践创新了。这点无论是对于我国休闲体育产业的总体发展还是对具体的产业经营者的经营活动来说都是一种禁锢。

　　总之,我国休闲体育产业发展中存在的大部分问题都与缺乏休闲体育产业创新人才有关。为此,有关部门要采取多方式、多渠道、多级别加快休闲体育产业创新人才的培养步伐,特别是提升他们对休闲体育的理解以及提供给他们更多的实践机会。因而,这就需要格外强调高校具有的教育资源所带来的培养优势,以为培养更多的创新型休闲体育人才贡献力量。

第七章　养生旅游的发展

2017—2022 年中国生态养生旅游行业发展前景分析及发展策略研究报告表明,随着老龄化社会的到来与亚健康现象的日渐普遍,人们对健康养生的需求成为中医养生保健市场的主流趋势和关注热点。在这样的背景下,养生旅游成为一种趋势,这是一种符合旅游者需求的旅游模式。

第一节　养生旅游的作用和主要类型

养生旅游是近年来兴起的一种旅游新形式,这是一种以自然生态环境、人文环境、文化环境为基础的旅游形式,集合观赏、休闲、避暑、康体、游乐等多种作用,是一种可以满足旅游者强身健体、修身养性、医疗复健等需要的大众休闲旅游。旅游景观的美学特征能给人的心灵带来无可替代的美感享受和满足,而旅游本身就是一种很好的养生方法,既可以锻炼人的身体,开阔人的视野,又能平和人的心态,陶冶人的情操,愉悦人的心情,可以起到净化情感、调节心理环境的医疗妙用。把旅游和中医药、饮食、武术等养生项目结合起来,让旅游者的身心在某种环境下放松,舒缓压力,调理休养,适时地消除亚健康状态。

20 世纪 30 年代,在美国、墨西哥就已经初步形成了养生旅游这种形式,当时的养生旅游主要是以健身活动与一些医疗护理项目相结合为特征,能够满足旅游者追求放松、平衡的生活状态,逃避工业城市化所带来的人口拥挤、环境污染等问题的需求。就当前各国的养生旅游发展而言,开发比较完善的是那些非传统欧美区域的发展中国家,但养生旅游的大部分旅游者通常来自欧美国家。在 2007 年 3 月 24 日,在塞浦路斯南部城市利马索尔举行了第二届世界健康(养生)旅游大会,会议上强调当前健康(养生)旅游具有很大的国际市场空间。当前,古巴、新加坡、泰国、印度等国在健康(养生)旅游方面的发展势头比较迅猛,大量欧美游客选择这些旅游目的地进行健康旅游,健康旅游一方面可以提醒人们关注健康,另一方面还可以促使人们转变疾病治疗、健康改善等方面的观念。发展健康旅游对于旅游目的国而言,不仅要求这些目的国为旅游者提供高品质的健康旅游产品,同时还需要加强配套设备的建设和不断加强,也就是说,发展健康旅游需要调动一切对人们健康有帮助的要素,因此,这实际上也促进了当地旅游经济业的繁荣与发展。

我国旅游业起步较晚,养生旅游自 2002 年才开始兴起,这主要是由当时海南省三亚保健康复旅游和南宁中药养生旅游带动的,此后四川、山东、安徽等地也开始发展健康养生旅游,2007 年时养生旅游已经成为我国的一个重要旅游热点。作为养生大国的中国,在养生旅游方面有得天独厚的优势。中国的养生旅游一方面可以通过开发养生旅游产品满足旅游者在旅游的同时追求健康的需要,另一方面还可以充分凸显养生旅游的民族性、文化性以及丰富的内涵,可以说中国养生旅游具有十分巨大的市场开发潜力。此外,就我国国内市场而言,休假制度的改革进一步带动了养生度假游的发展。

一、养生旅游的主要类型

人们选择养生休闲旅游产品,通常是为了实现延年益寿、强身健体、修身养性、医疗康复、修复保健、生活体验、养生文化体验等目的。

（一）根据养生旅游产品的内容与形式进行分类

1. 环境养生旅游

环境养生旅游产品与生态养生旅游产品存在一定的相似点，这种旅游产品强调的是人与自然的和谐相处，一般来讲，绿色环境与森林是其首要考虑的理想所在。中国有众多的森林公园、海岸沙滩，无数的古村落、宗教圣地，数不清的温泉、疗养院，这些地方都环境优美，适合旅游开发，而其中很多旅游资源本身就具有养生价值，因此衍生出多种类型的环境养生旅游项目。例如：森林游（深入森林之中，开展森林浴，呼吸新鲜空气，体验森林的优美环境，帮助净化身心）、乡村游（深入乡村之中，从事农耕活动，体验劳动的快乐）、避寒游（以海南、西双版纳等气候温暖，环境优美的地方为目的地，躲避寒冷）、避暑游（前往重庆仙女山、贵阳等气候凉爽宜人的地方旅游，既能享受自然风光，又能避暑清凉）、高原游（组织游客入住昆明海埂体育训练基地，通过高原提升人的耐力，从而增强体质。而且高原地区光照丰富，气候干燥，对风湿性关节炎、气喘病患者有治疗作用；高山地区空气污染小，负离子数量多，有利于糖尿病、过敏性鼻炎患者恢复健康）、运动游（在高尔夫球场、滑雪场等运动场所开展集体运动活动，帮助舒缓身心）、温泉游（温泉对关节炎、支气管炎、胃病、皮肤病、神经衰弱等都具有良好疗效，组织游客去温泉中心，放松身心，陶冶性情）、海滨游（组织游客去海边旅游，能够使人心旷神怡，排解忧愁，对神经衰弱、贫血、偏头痛等患者有助疗效果）。另外，沙疗、泥疗等对于激发与恢复神经功能调节机体平衡等非常有益。

2. 饮食养生旅游

饮食文化是中华民族文化的重要组成部分，食疗则是饮食文化的浓重之笔，食疗在养生文化中具有十分重要的地位。因此，饮食养生旅游主要将饮食养生与休闲观光集为一体，将饮食作为环境养生游或其他养生形式的一个必要的配套要素。

旅游者可以在旅游过程中,学习饮食文化,并可根据自己的体质偏性在饮食偏性所在地选择,获取适合自己的特色饮食或者药膳,培养形成饮食养生意识,以达到食疗养生、治病强身、陶冶心情的目的。

3. 中医药保健养生旅游

中医药保健养生旅游产品的重点在于中医保健,通常会在旅游过程中有机嵌入中医药养生项目,例如中医药特色诊疗、理疗(如针灸、按摩、推拿、刮痧、拔罐等传统中医疗法)与药膳,中医传统膏方、中医康体养生方法等,还包括在中药材种植基地、中医院、治病中心、中医药博物馆等参观、游览、体验。

4. 禅修旅游

随着时代高速发展,快节奏的生活对人们造成了越来越大的社会压力和心理压力,很多人开始寻求治愈身心的方法,禅修旅游就是其中的一种。游客希望采用禅修的方式寻求解脱顿悟,从禅修游中获得一次心灵的治疗与洗涤。通过学习八段锦,欣赏音乐大典,深入体验世人倍感神秘的僧众生活,参与佛家早晚课,听经闻法,参禅等方式,从日常行卧之间陶冶、熏习,远离喧嚣、重压与浮躁,感受出家僧众生活的清净,聆听悠远梵音,从而寻觅平和的心境来重新审视人生。

5. 武术养生旅游

武术养生旅游产品会在旅游中融入导引和武术,这主要包括气功、传统导引术、太极拳、少林拳等,如古代医学家华佗所创立的五禽戏,就是通过模仿动物的动作来作为强身健体的手段,这也成为当今武术与健身运动发展演变的雏形。总之,这种形式的养生游主要是将导引和武术与旅游结合起来,例如,通过在传统的导引和武术发源地开办培训班等方式,指导游客学习传统导引术或武术。通过这种类似的方式方法,将导引和武术与养生旅游有机结合起来,从而指导旅游者进行学习与练习养生术。

（二）根据养生旅游产品的展现形式与内涵分类

1. 饮食养生旅游

饮食养生旅游的重点是饮食，这类旅游产品主要是通过饮食调节实现养生目的，这里的饮食通常是指药膳。饮食养生旅游产品主要包括生态养生餐厅、山珍宴、道教养生宴、佛教养生膳食、中药保健酒、蛇酒、茶会品茗等。

2. 听颂养生旅游

听颂养生旅游的重点是听颂，在实践中我们可以将其拆分成"听"与"颂"两种形式，旅游者选择这种养生旅游产品，是通过获得科学养生知识实现养生目的，也就是通过听颂放松身心。这种养生旅游产品主要包括养生文化讲座、养生经验交流会、音乐欣赏会、歌曲演唱会等。

3. 吐纳养生旅游

吐纳养生旅游是一种通过练习吐纳之术实现养生目的的旅游产品。在吐纳养生旅游中，旅游者会选择适合练习吐纳之术的目的地，通过这种方式实现调节心气的目的。吐纳养生旅游目的地主要包括空气负离子呼吸区、生态屋、森林、竹海等，这些地方有充足的新鲜空气适合旅游者练习吐纳之术。

4. 静观养生旅游

静观养生旅游以静为主，在这类旅游模式下，旅游者通常通过静态形式和观看形式的活动实现养生目的，这是一种强调"静养神"理念的养生旅游形式。静观养生旅游项目主要包括宁静的度假村、静养场、垂钓、裸足慢步、观歌舞表演、参观书画展、观摩书画艺术家现场书画、看地方戏、览万亩梯田、风光览胜等。

5. 动形养生旅游

动形养生旅游中的"动形"，主要是指主动参与养生术的学习,通过参与养生活动来达到养生目的。如道教养生术教习、佛教养生术教习、太极教习、武术教习、气功教习、歌舞表演、戏曲弹唱、书画学习等动形养生项目。

二、养生旅游的特征与作用

（一）养生旅游的特征

第一,目的性。参与的人都有明确的养生动机,以养生为追求,通过选择适当的养生项目进行养生之旅,以求休养生息,健康延年。

第二,慢游性。养生旅游强化了旅游的休闲与养生的性质,改变了快节奏的"走马观灯"式旅游,使旅游回归人类生活本性,身心自由,精神愉悦。

第三,长时性。养生旅游者往往需要在养生旅游目的地做较长时间的逗留。一般短则三五日、一星期,或十天,中则为半个月、二十天,长期休养往往为一个月、数月、半年或更长时间。通过一个较长的时间的养生休憩,以达到强身健体、驱逐疾病的目的。

第四,参与性。养生旅游实质就是参与性旅游,在旅游过程中通过参与各种形式的养生活动,进行中国传统养生文化的学习,体验领会养生康体的不同方式方法,得到精神放松。

（二）养生旅游的作用

养生旅游最重要的作用就是满足旅游者养护身心的愿望。养生旅游是一种交往与放松的生活,需要使旅游者的精神情志和悦愉快;养生旅游也是一种特殊的学习生活,通过学习儒家养生文化、道教养生术、佛教养生术,学习膳斋调养,学习琴棋书画,学习吐纳、太极、诗词、歌舞、戏曲弹唱等,调节旅游者心境,缓解旅游者的躁、忧、悲、惊、怒等情绪,使游者身体得到科学运动,达到强身健体的养生旅游目的。

　　随着养生旅游内容和形式不断丰富，其已经形成了养生旅游产业。所谓养生旅游产业，简而言之，就是与养生旅游活动密切相关的所有产业的总和。从产业链理论视角来看，养生旅游产业作为养生产业与旅游产业的融合体，其本质就是养生企业或养生版块与旅游企业或旅游版块之间实现前后产业纵向关联，亦即两大产业在各自产业链上的重组，这种特性的重组表现为两个产业价值活动的增值。因此，养生旅游产业是一种需求型、扩展型、延伸型的新型融合产业。

　　虽然我国已经形成了养生旅游产业，但是从整体上看该产业仍处于发展阶段，目前直接选择专项"养生旅游"的主要是老年旅游者，但随着养生旅游的发展也会有众多的中年旅游者，甚至青年旅游者加入"养生旅游"行列，必然拥有潜在而巨大的旅游发展市场。

第二节　养生旅游产业的动力机制和发展模式

一、养生旅游产业的发展环境

（一）社会环境分析

　　随着人们生活水平不断提高，近年来医疗旅游在全世界范围内迅猛发展。[①] 不断扩大的医疗旅游需求促使医疗旅游迅速发展。近年来，随着中西交流日益深入，以及中医在国际上的传播与推广，专程到中国就诊中医的国外患者越来越多。中医药服务在国际上也有着一定的影响力，中医药已传播到世界160多个国家和地区，全球约80%的人（40亿人）使用中草药，针灸、拔罐、推拿等中医特色技术在欧美和亚洲也有着广泛的受众，欧洲国家也遍

---

① 2017年，全球医疗旅游的收入规模将达到6 785亿美元[EB/OL].http://www.hitzone.cn/14386.html.

布一些中医诊所。旅行的基础上,提供优质标准化的中医药服务,为客户提供融健康监测、咨询评估、养生调理、跟踪管理于一体中医养生保健服务,将吸引大量游客。2017 年中国医疗旅游市场规模 1 291 亿元,预计 2019 年将突破 2 000 亿元,2021 年市场规模有望达到 2 643 亿元。[①] 随着医疗旅游需求不断增强,我国开展以中医为基础的旅游形式获得了新机遇。

中国土地广袤,这片土地孕育了璀璨的华夏文明,孕育了缤纷多彩的民族文化。同时,在这个多民族的国家中,五十六个民族各有各的风俗习惯和节日庆典。一提到西藏、内蒙古、云南,人们脑海里便会浮现出皑皑雪山、茫茫草原,其实藏医、蒙医、苗医等都是中华医学宝库璀璨的明珠,极具民族特色。将这两者融合,人们在欣赏美丽的自然风光的同时,又能达到保健养生的目的。

位于首都核心区域的京津冀城市群拥有十分丰富的中医药历史和资源,这些地区可以依托于中医、中药和中医技术资源开展养生医疗旅游。中医药在养生保健、预防和治疗各种疾病方面有着独特优势,历史悠久和文化内涵丰富,在国内外具有广泛的影响,在对外的医疗旅游中,中医药以其独特的优势吸引大量海外游客前来就医旅游。同时应充分发挥北京市、天津市的旅游地集散功能,以发挥中医医疗优势和医疗旅游资源优势相结合作为本区域的重点,鼓励先进的医疗机构积极参与国际认证与合作,打造闻名世界的中医医疗旅游品牌。

对于长江中下游城市群而言,其主要特征是经济发达、物产丰富、气候宜人,我国应该以该地区作为发展医疗养生旅游的重要对外窗口。此区域一直以来都是我国旅游的发达地区,每年接待大批国内外游客,同时教育医疗资源丰富,有高水平的医疗机构和科研机构,有医术高超的中医名家,将成为我国发展医疗旅游业的重点开发区域。该地区可以以先进的医疗技术为依托把中医融入现代先进技术中来开展医疗旅游。尤其是上海市可通

---

① 中国医疗旅游市场规模超 2 500 亿 医疗旅游的投资机会在哪里? [EB/OL].http://www.askci.com/news/chanye/20181019/1550101134646.shtml.

过与世界优秀的医疗机构交流和合作，开发国内和国外医疗旅游产品市场。

对于珠江三角洲城市群而言，其主要特征为商业集散比较发达，并且具有十分浓郁的中医药氛围。因此，在该地区开展养生旅游时，可以明确定位其医疗市场、医疗游客和医疗旅游产品，根据不同客户的需求开发不同产品，并制定相应价格策略。广东省是中医药文化的热门城市，其饮食文化、节日习俗都具有较强的中医氛围。广东省评出 19 家中医药文化养生旅游示范基地，其目的是打造中医药文化养生旅游品牌，准备试水医疗旅游。此区域应做好地区之间的合作。例如，广州市可以联合海南岛开展中医疗养旅游，吸引国内外游客前来就医旅游。该区域还应针对以中医治疗、休闲康复等为目的的旅游者，设计出符合他们需要的旅游产品，传承中医博大精深的文化，提高中医技术水平，形成一个集医疗、养生、度假为一体的旅游区。

对于川渝城市群而言，为了发展养生旅游，需要进一步完善其旅游接待设施和交通基础设施，打造良好的旅游形象，提升自身知名度，结合自身特点打造中医医疗旅游产品品牌，为游客创造一个良好的就医环境，提高当地的医疗接待能力和医疗旅游服务水平。西南地区是我国中草药的主要产区，许多名贵药材如附子、黄连、三七、天麻等，均产自该地区，素有"中医之乡，中药之库"的美誉。四川有着悠久的中医药历史和独特的中医药文化，云南省旅游资源丰富，自然景观丰富，贵州省中药材资源多样。川渝城市群利用本区域优势资源，通过借鉴上海医疗旅游产品开发和推广的经验，能更多地吸引国内外游客。

除了以上几个典型区域外，我国东北地区、青藏高原地区、内蒙古草原地区、西北地区和中部一些地区等都可以发挥自身优势发展养生旅游。这些区域可针对一些特殊病人开展一些医疗项目，比如东北地区的森林中含有的空气负离子对于高血压病人具有降低血压、减少伤口疼痛、抑制癌细胞生长等功效，该区温泉旅游资源也十分丰富，所以东北地区适合病人的康复与休养，可以开展养生保健旅游。此外,内蒙古草原地区有着独特的民族风情和自然风光,以植物为主的蒙医药是这个区域的主要特色之一,对于心脏病、类风湿、妇女病、咽喉痛等疾病治疗都有一些独特的功效,得到了国内医学界和患者的好评。

（二）文化环境分析

从中国文化的历史发展来看,虽然其集合了各个民族的精粹,但整体上还是围绕着汉民族文化发展起来的。华夏文化兴起于夏商周的早期,形成于春秋战国时期,定型于秦汉时期,成熟于元明清时期。中国文化自萌芽至发展成熟,一直都在华夏大地这一相同的区域平稳发展,中国文化以其顽强的生命力和强大的包容性,使其既没有出现文化的断代性发展,也没有遭受其他外来文化的较大改造,而是基本上沿着自己固有的文化特征发展,并逐渐形成具有中华民族特色的文化模式。中国文化主要以儒家、道家及后来传入的佛家为主线,指引着中国文化的发展方向。这些文化思想渗透于中国的各行各业,影响着各行业从业者认知方式的形成和发展,同样中医医者也不可避免地受此影响,形成带有浓厚中国文化特色的认知方式。

中医药学是中华民族的宝贵文化遗产,是中华民族传统文化的重要组成部分,其哲学体系、思维模式、价值观念以及发展历程,与中国传统文化一脉相承、水乳相融、休戚相关。其与传统文化的关系如鱼在水,不可分离。

随着科技进步和市场经济发展,人们面临越来越激烈的市场竞争,承受了很大的竞争压力。在工作节奏也不断加快的背景下,人们承受着巨大的社会压力,熬夜、酗酒、高脂饮食等不健康的生活方式摧残人们的健康,亚健康群体日益增多。中医遵循天人一体,强调人与自然的相互顺应协调,注重人体自身的阴阳调节,以预防、养生、保健为主要目的,着眼于身体调理以求得身心健康,在"治未病"方面具有明显的优势。

互联网的发展带来了"互联网＋"这一概念,特别是不断增多的多样化传播技术的诞生和发展,标志着"新媒体"这个词汇的出现及新的传播手段的到来。新媒体发展至今,其传播手段和传播内容等方面除了具有"海量性""时效性""多媒体""超文本""高速移动性"等显而易见的特点外,同时还具备传播行为的高度互动性、传播方式的非线性、传播手段的多样化、传播方式的个性化以及传播内容的多样性等特征,这些特征直接导致传统媒体乃至整个社会信息传播发生巨大的变革和调整,对我国传统文化及中医药文化的传播具有重大意义。

近年来,传统中医开始借助现代化手段创新发展,已经逐渐复兴。中医和时尚文化的联系变得日益紧密。各类中医养生节目成了电视台的收视保障;以推拿按摩的形式出现的中医养生场所随处可见;近两年我国每年出版养生类书籍3 000余种;各式各类餐厅将养生食疗与美味结合来迎合市场;"滋阴补肾""健脾祛湿"等词汇被越来越多的人所熟悉了解和接受。借助流行文化的形式,中医药文化正在迅速进入人们的日常生活,晦涩与专业的中医药知识正逐步得到大众的认同与追随,这对于不断受到西医冲击的千年中医的文化普及起到了积极的作用。

1. 新媒体拓宽了中医文化的传播渠道

新媒体包含丰富内涵,我们可以将其划分为网络媒体、数字广播电视和移动媒体三个部分,以此为基础,新媒体还衍生出了一系列如博客、播客、微博、微信等新兴媒体,为中医文化传播注入了新鲜的血液。新媒体传播渠道多样化的特性,极大地丰富了中医文化传播的媒介形式和手段,颠覆了以往传统媒体在传播时互动性和时空上的局限性。例如在时空上,新媒体传播可以随时随地向终端发送,人们可以随时进行阅读,时间更为可控,利用效率更高,不再像传统媒体一样在固定时间、地点进行播放或售卖,进而起到宣传的作用,尤其对报纸等纸质类受发行量、影响力制约的传播手段而言,此类传统媒体在传播信息时都无法突破地域以及时间的限制。而新媒体时代的到来,从根本上解决了这一问题。多样化的传播渠道,使中医文化传播可以充斥在各类网页、移动电视上等,大众每时每刻都可以关注所需要的中医文化知识。

利用新媒体展现内容可以提升吸引力,因为人们可以通过新媒体音频、动画素材加入文字中,使中医文化更加生动、形象、直观地表现出来,将晦涩难懂的中医知识深入浅出地讲给受众,增强了中医文化对受众的吸引力和感染力。同时,一些中医名家的讲座、课程视频也可以随时调阅学习,使得学习中医的途径大大增宽,中医名家也积极投身中医普及的讲座中来,极大地提升了民众的中医素养。

此外,新媒体的一个重要特征就是具有极强的互动性,这对中医文化传播渠道也起到了积极的拓宽作用。缺乏生动性,是传统的信息生产、发布流程中,影响传播者和接受者之间的互动性的主要因素。借助于新媒体时代,特别是以微博、微信等为代表的自媒体传播,积极生动的互动性拉近了传者和受众两者之间的距离,弥补了传统媒体在传播中医文化上的不足。总而言之,新媒体时代多样化的传播渠道不仅提升了中医文化传播的覆盖面,还进一步打破了传统媒体在传播该文化上互动性缺失的僵局。

2. 新媒体扩大了中医文化传播的受众面

搭载于网络平台的新媒体,极大地扩大了传统媒体的受众面,同时因其阅读和获取的便利性以及良好的用户体验,使得用户的忠诚度也逐渐提高。新媒体时代不仅为中医文化开辟了新的传播路径与传播渠道,同时也为其扩大受众的覆盖面寻得了新的突破口。

随着人们的生活压力越来越大,对自身健康的重视程度也不断增加,近年来,类似于北京电视台、养生堂、健康之路、中国中医药报等国内绝大多数知名的传播中医文化的报纸、杂志期刊、广播电视以及政府机构等纷纷开设了自己的门户网站、微博、微信等公共传播平台,为中医药文化信息的传播提供了非常便利的条件,人们获取类似信息的时间也较以前大大缩短、效率极大提高,便利性增加。此举措受到了那些不喜欢或不愿意通过购买纸质媒体或定时收听观看广播电视等方式来接受中医文化信息的受众的喜欢，给了他们重新选择的机会，相较于传统媒体，新媒体带来的便利性使得这一部分人转变为受众。

此外，新媒体极强的互动性也是扩大中医文化受众的重要动力。传统媒体单项传播导致的互动性不足可由新媒体双向交流的传播模式弥补。现在，观众的喜好和忠诚度，可通由传统媒体与新媒体的融合，增加互动交流来了解和提升。北京卫视的《养生堂》电视栏目就十分重视与观众建立良好的交流互动关系，该栏目重视官方微博的运用，为了加强互动专门开设了"微博征集帖""随堂小考"等活动，官博发布这类活动时，会将内容与之前电视节目中提到的内容联系在一起，在博文中渗透中医文化，这种活动交流受到了广大受众的喜爱和支持。《养生堂》重视中医文化和知识与人们的日常生活有机结合，在同类节目中表现出众，目前该栏目已经成为我国在民间传播中医文化的成功典范。

3. 新媒体提升了中医文化的传播效果

新媒体的广泛运用为中医文化的传播创造了良好契机。一方面，传统媒体可以继续保持其受众稳定性的优势；另一方面，新媒体可以拓展中医文化信息发展的深度和传播效果。媒介传播效果表现为媒介传播的信息对信息接收者的思想、态度和行为产生的实际影响。不同媒介的信息传播会受到不同因素的影响和制约，也就造成了不同的媒介传播效果。在传统媒体时代，纸质媒体受制于标题、图片、版面设计和写作水平等；声音、动画、播出时间、设备等要素则限制了电视广播媒体。新媒体在传播中医文化时，其自身特点可以妥善处理这些要素，从而提高传播效果。现阶段，人们可以通过手机、平板、电脑等各种便利工具获得中医文化信息，并通过共享、转载等方式扩大中医文化的传播广度，引起受众内心的情感共鸣。

此外，新媒体还实现了对中医文化内容的跨形态生产和内容的有效链接,这可以有力推动中医文化的传播与发展。以北京卫视《养生堂》微博传播中医文化为例,该电视节目每期选定一个主题,传播相关的中医文化信息内容,主题内容同微博一致,但在传播方式上,微博的方式更加多样化,其可以利用"微博文"、网页链接、图片等多种方式,将同期的中医文化信息生产制作出不同的版本,同时可以分享和转载,这种信息链接式传播拓展了中医文化覆盖的范围,两者对中医文化传播产生了创新独特的传播效果。

（三）政策环境分析

随着人们越来越关注健康问题,养生旅游获得了发展契机。为了推动健康服务业发展,我国相继出台了很多政策,以此为行业发展提供良好的政策环境。

2013年9月30日,国务院发布的《关于促进健康服务业发展的若干意见》中指出,支持发展多样化的健康服务,鼓励有条件的地区面向国际国内市场,整合当地优势医疗资源、中医药等特色养生保健资源、绿色生态旅游资源,发展养生、体育和医疗健康旅游,并在市场准入、规划布局和用地保障、投资和融资机制、财税价格政策等方面提出了具有突破性的鼓励措施;规定各有关部门要抓紧制定相关配套文件,各级政府制定具体方案、规划,发展改革委会同有关部门对落实情况进行监督检查和跟踪分析,确保各项任务措施落实到位。随着一系列鼓励措施的出台与不断增长的市场需求,我国健康旅游业步入了快速发展的时期。

2015年11月17日,国家旅游局和国家中医药管理局发布《关于促进中医药健康旅游发展的指导意见》（旅发〔2015〕244号）,文件中强调了此阶段发展中医药健康旅游对我国健康服务业的重要意义。提出到2020年,初步形成中医药健康旅游产品体系,中医药健康旅游基础设施和配套服务设施不断完善,中医药健康旅游发展环境进一步优化,初步构建起我国中医药健康旅游产业体系。到2020年,中医药健康旅游人数达到旅游总人数的3%,中医药健康旅游收入达3 000亿元;在全国建成30个中医药健康旅游示范区、200 个中医药健康旅游示范企业（基地）、中医药健康旅游综合体，培育出一些具有国际知名度和市场竞争力的中医药健康旅游服务企业和知名品牌。到 2025 年，形成类型丰富的中医药健康旅游产品体系，中医药健康旅游基础设施和配套服务设施基本完备，形成我国中医药健康旅游产业体系。到 2025 年，中医药健康旅游人数达到旅游总人数的 5%，中医药健康旅游收入达 5 000 亿元；在全国建成 50 个中医药健康旅游示范区、500 个中医药健康旅游示范企业（基地）、中医药健康旅游综合体，培育打造一批具有国际知名度和市场竞争力的中医药健康旅游服务企业和知名品牌。

随着我国将中医药发展作为重点项目，为了明确发展方向和工作重点，国务院办公厅于 2016 年 2 月 26 日印发了《中医药发展战略规划纲要（2016—2030 年）》（以下简称《纲要》），《纲要》明确指出我国中医药事业在未来 15 年内的主要发展方向和工作重点，并强调了发展中医药健康旅游服务对于中医药事业发展的重要作用，文件指出我国需要在未来一段时间内加强中医药与健康养老、旅游产业等融合发展，在这样的政策背景下，我国中医药健康旅游业发展向好。通过发展健康旅游来推动中医药事业发展是我国当前的一个重要发展方向，为了实现这一目标，《纲要》首先明确了中医药健康旅游的概念。中医药健康旅游是指传播和体验中医药文化为主题，有机结合中医药文化、中医疗养和养生的一种旅游模式。《纲要》指出，发展中医药健康旅游应该发挥各地特色，设计可以发挥当地特色的旅游产品和线路，同时还应该建设一批国家中医药健康旅游示范基地和中医药健康旅游综合体。为了更好地推动当地中医药健康旅游发展，应该开发生产配套的旅游纪念商品等。此外，我国应该着手建设中医药健康旅游标准化体系，并且要不断完善和创新发展该体系，促进行业的标准化和专业化发展。

此后，为了促进健康旅游业发展，党中央、国务院于 2016 年 10 月印发了《"健康中国 2030"规划纲要》，《纲要》指明健康与旅游融合发展的重要性,强调我国应该推动健康领域发展新产业、新业态、新模式,规范健康旅游行业,制定配套的行业标准和规范,从而实现行业的健康快速发展。2017年5月17日国家卫生计生委等五部门联合发布了《关于促进健康旅游发展的指导意见》(国卫规划发〔2017〕30号),《意见》提出了我国健康旅游业未来几年的发展目标,根据文件,我国将在2020年前建设一批各具特色的健康旅游基地,大力发展健康旅游品牌,根据地区推广适应其实际情况的健康旅游发展模式,通过树立典型,以典型带动整体的模式打造我国的健康旅游目的地,既发挥本地特色,又与国际接轨。到2030年,按照规划我国应该已经基本建成比较完善的健康旅游服务体系,健康旅游服务能力大幅提升,发展环境也得到不断优化,会有越来越多的国内外游客前来我国体验健康旅游,也促成了我国的产业发展层级划分更为合理。《意见》从提高健康旅游供给能力、培育健康旅游消费市场、优化健康旅游政策环境等三个方面部署了13项重点任务,特别强调发展高端医疗服务、中医药特色服务、康复疗养服务和休闲养生服务,主要包括发展丰富健康旅游产品;提高医疗机构现代化水平;提升健康旅游服务品质;加大推广推介力度;打造健康旅游服务产业项目;推进健康旅游服务信息化;积极发展商业健康保险;推进市场准入和行业规范建设;健全健康旅游法制和监管体系;完善健康旅游产业发展的支持政策;优化投融资引导政策;健全人力资源保障机制;建设诚信服务制度。

为了适应我国"十三五"规划新要求,国务院于2016年12月7日发布了《"十三五"旅游业发展规划》,《规划》提出旅游的竞争日益国际化,各国各地区普遍将发展旅游业作为参与国际市场分工、提升国际竞争力的重要手段,纷纷出台促进旅游业发展的政策措施,推动旅游市场全球化、旅游竞争国际化,竞争领域从争夺客源市场扩大到旅游业发展的各个方面。以抓点为特征的景点旅游发展模式向区域资源整合、产业融合、共建共享的全域旅游发展模式加速转变,旅游业与农业、林业、水利、工业、科技、文化、体育、健康医疗等产业深度融合。

（四）技术环境分析

从我国医疗系统可以看出，掌握主要医疗资源的是公立医院，公立医院掌握的医疗资源超过80%，但提供特需服务的比例被严格限制在全部医疗服务的10%以内。在这样的政策环境下，大部分公立医院提供的特需医疗服务与基本医疗在市场定位及服务内容上界定模糊，市场发育并不成熟。

在重视健康的氛围下，养生旅游成为新热门，也就是将医疗养生与旅游有机结合的旅游产品。其中，上海、香港和台湾等经济发达地区的医疗旅游发展较好。上海市是国际金融中心，交通便利，国际化程度较高，全国"985""211"等著名高校云集，科研力量强大，上海可以依托具有国际化的医学院、国际疗养中心、医学研究中心、国际医疗机械制造园区和国际商务中心等多功能医疗园区，开展以西医疾病治疗为主的医疗旅游；台湾地区主推国际观光医疗，特色的医疗项目包括关节置换、心血管治疗、人工生殖、减重手术和肝脏移植；香港具有世界顶尖的医疗技术和完备的医疗服务系统，在癌症和糖尿病治疗技术方面具有领先优势。

二、养生旅游产业的动力机制

（一）产业技术创新推动养生旅游产业发展

旅游业基本上是不存在进入壁垒的，因为其具有无界性质。但随着经济社会不断发展，科学技术革新对社会各个方面产生了影响，旅游产业和养生产业也受到了科技发展带来的影响，技术创新会在发展观念、经营模式、服务方式等各个方面有所体现，这样就促使旅游产业和养生产业实现了规划设计创新、产品服务创新和营销推广创新等。产业创新带来了新的融合发展机会，一些传统养生项目可以借助产业创新带来的机会展开与旅游产业的合作,从而实现传统养生产业的转型升级;相对的,传统以观光为主的旅游项目,也可以借助这个机会实现自身与养生产业的深度结合,促使传统旅游业焕发生机。这种产业技术的融合创新,不仅奠定了养生旅游产业产生所需的交换系统的基础,也极大地促进了它的发展进程。

（二）市场需求变化推动养生旅游产业发展

不论是什么产业,都是以需求为基础的,有需求才会有发展,对于养生旅游产业而言也是如此。一方面,随着经济社会的快速发展。人们对旅游产品的需求日益多样化,使得旅游市场逐渐由"大众型"向"定制型"转变,希望向多元化、个性化的方向发展,而市场的扩大也迫使旅游企业不断创新,逐渐将旅游产业向更深层次的融合型产业方向转化和发展。另一方面,随着全球人口老龄化和"亚健康"的加剧以及生态环境的恶化,尤其是城市水污染、空气污染的加剧,养生游以其怡人的自然环境并集合了修身养性知识和经验的养生活动,能够满足人们对健康长寿的迫切愿望。因而,养生旅游日益受到追捧,成为具有较强旅游吸引力和开发可行性的旅游资源。在旅游市场和养生市场的双重需求推动下,养生旅游产业的产生和发展成为了可能。

（三）企业利益最大化推动养生旅游产业发展

养生企业和旅游企业在感知到市场需求变化后,会为了实现自身的利益最大化目标开始广泛利用各种资源,开发出各种适应市场新要求的新型产品,逐步实现新型产品和业务的组合销售及经营。养生与旅游这两大产业在不断的合作过程中,不仅降低了企业生产成本,也提高了生产效率,使企业形成更加强大的市场竞争力。因此,也逐渐形成了相互渗透、相互融合的紧密合作互动关系,从而形成了养生旅游产业的基本雏形。可以这样说,养生企业和旅游企业为了实现企业的利益最大化,保持长期市场竞争力优势,从而形成了紧密的合作关系,是推动养生旅游产业发展的主导动因。

三、养生旅游产业的发展模式

养生旅游产业是养生业与旅游业有机融合的产物,因此在其发展过程中会呈现出不同形态,产业运作过程的繁杂性,导致其发展模式不尽相同。可以根据产业的核心价值特征、融合互动方式和融合程度大小,以及组织实施的不同主体、不同组织方式和供需主体之间的相互作用等角度,总结归纳一下目前的养生旅游产业发展模式。

（一）产业延伸发展模式

在产业延伸发展模式下,养生产业价值链会不断延伸,实现养生产业与旅游产业的有效衔接,促使旅游产业出现养生领域的附加功能,这可以提升旅游产业的市场竞争力,随着产业链融合不断加深,逐渐形成较为完善的新型融合性养生旅游产业体系。养生产业和旅游产业的合理结合可以促使养生旅游产业形成并不断发展,而这种发展要讲究路径和方式,二者必须充分发挥自身优势,找准结合点,实现二者的延伸融合发展。例如,一些旅游目的地具有十分丰富的生态养生资源,这些地区可以凭借自身在养生资源方面的优势推动养生产业不断延伸,实现养生产业与旅游产业、房地产业的有效对接,形成以景观设计、老年公寓、银色住宅、分时产权式公寓等为核心的,集养生、旅游、置业为一体的老年养生基地式产业模式,从而有力地推动了当地养生旅游产业的延伸式发展,也推动了当地的经济发展。

（二）产业渗透发展模式

产业渗透发展模式是指养生产业与旅游产业通过不断向对方渗透融合,从而形成一种新的产业形态发展模式。两大产业在相互渗透时,因主动性强弱不同,可分为两种模式:一是养生产业向旅游产业渗透发展模式,即以养生产业的介入为手段,通过与旅游产业的渗透融合,在增加众多养生体验项目的基础上,从形式上增强旅游景点的养生内涵和旅游吸引力,形成全新的旅游发展模式;二是旅游产业向养生产业渗透发展模式,是指旅游产业向养生产业渗透融合过程中,旅游产业因占据主导地位而不断主动向养生产业延伸发展,其渗透发展结果主要体现在赋予养生度假区以旅游功能,并以此为空间地理载体实现旅游业的发展。可见,养生旅游产业渗透发展模式就是以两大产业功能互补为基础,来实现产业自身的融合发展,发展成"你中有我,我中有你"的养生旅游新业态。例如云南保山以丰富的地热养生旅游资源为本底,通过将养生产业向旅游产业渗透发展,开发生态 SPA 康乐园、火山群户外旅游、高黎贡山生态旅游、史迪威自驾车旅游、腾越文化旅游等养生旅游项目,打造中国生态养生旅游品牌。

（三）产业重组发展模式

在产业重组发展模式下,健康养生体验项目和旅游项目会根据自身情况进行重新组合,创新活动内容和商业模式,实际上就实现了养生产业和旅游产业的同时创新,形成了一种全新的产业形态。就当前的养生旅游发展而言,重组式发展主要是通过节庆和会展这两种形式实现的。例如各地所举行的各种养生旅游文化节、生态养生旅游宣传节等,都是通过将会展和节庆融合发展的方式,搭建地方宣传展示和信息交流的平台,将养生资源与旅游活动进行了重组与整合,从而打造出类型多样的养生旅游活动项目。

（四）一体化发展模式

在一体化发展模式下,会对某一区域内的养生旅游产业的发展规划、产品开发、项目经营、服务管理、市场营销等方面进行一体化运作,实现养生产业和旅游产业的有机融合,从而实现养生旅游的一体化发展。当前,主要通过建设养生旅游区的形式实现这种发展模式。养生旅游区就是指在一定区域内,集合养生旅游所需的各种资源,为旅游者提供相关产品和服务,实现旅游区域内的资源、功能、技术、业务、市场等高度集中,是具有显著养生旅游特点的功能区域。旅游养生区不仅可以满足旅游者在吃、住、行、乐等方面的需求,还可以使其获得身心上的愉悦,实现养生健体的目的,这也是养生旅游区成为养生旅游产业一体化发展最佳载体的主要原因。

第三节　养生旅游发展的实践研究

一、桐庐中医药文化旅游发展实践

（一）桐庐养生旅游发展背景

桐庐隶属浙江省杭州市,地处钱塘江中游,富春江斜贯县境,桐庐风貌如图 7-1 所示。桐君山是桐庐的代表性名胜,山上有桐君塔和桐君祠。桐君祠内有一组长 25 米、高 4.2 米、宽 1.4 米的彩色历代名医群体全身塑像。其中的桐君老人被推崇为中国古代的医药始祖。春秋战国时期的扁鹊、东汉张仲景、三国华佗、东晋葛洪、唐代孙思邈、宋代王维一、明代李时珍、清代王清任等历代先贤医圣济济一堂。因此,后人将桐君山称作"药祖圣地"。据史籍记载,桐君为黄帝时人,识草木金石性味,定三品药物,以君（主药）、臣（辅药）、佐（佐药）、使（引药）为处方格律,著有《桐君采药录》,垂数千年沿用迄今。

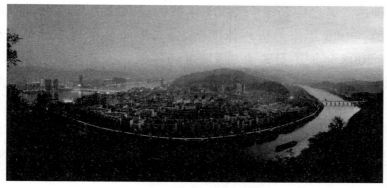

图 7-1　桐庐风貌

近年来,随着中医药文化回暖,中医药文化发展蓬勃。具有深厚中医药文化底蕴的桐庐就孕育出了一批中医药文化企业,其中"桐君堂"就是代表之一。该公司原为杭州桐君堂医药药材有限公司,为提升企业形象,于 2015 年 5 月更名为桐君堂药业有限公司(以下简称为"桐君堂")。桐君堂主要经营"药祖桐君"牌中药饮片系列产品及精品中药材。2012 年 11 月 1 日公司所属"桐君中医药文化博物馆"开馆,占地面积 1 000 余平方米,为民办非企业单位,长年免费向公众开放。2013 年被授予"浙江省中医药文化养生旅游示范基地"称号。桐君堂注重自身发展,先后获得"2015 中国品牌文化影响力 500 强""第四批浙江省非物质文化遗产保护名录""金牌老字号""浙江省知名商号""浙江省著名商标""浙江省突出贡献企业"等称号。

（二）桐庐养生旅游发展实践

1. 举办中医药文化活动

桐君中医药文化在我国中医药文化中占有重要地位,脉承于黄帝时期中药鼻祖桐君先生,是中国南方地区影响最广、历史最悠久的传统中医药文化流派之一,被誉为国药文化中的杰出代表。桐庐县十分重视对中医药文化的传承与发展,分别于 1989年、1990 年、1991 年连续三年举办了旨在朝拜中药鼻祖,弘扬桐君精神的"华夏中药节"；2004 年桐庐民间举办了盛大的祭祀桐君活动；2006 年作为杭州休博会之一，桐庐县举行中药鼻祖朝圣活动；2008 年桐庐县举办"朝拜中药鼻祖。探游药祖圣地"活动。2012 年，桐庐县政府以"弘扬药祖文化、打造养生福地、发展特色产业"为目标，进一步传承国药精粹，突出养生理念，倡导健康休闲，大力引进和培育以中医药养生为主体的养生旅游产业，展示桐庐秀丽山水风光和丰富旅游资源的窗口，提升"中国画城、潇洒桐庐"的知名度和美誉度，举办"首届华夏中医药养生文化旅游节"。活动期间举行"华夏药祖朝圣典礼暨桐庐养生精品线路体验游""养生美食大赛""中医药养生旅游文化论坛""中药名优产品联展"等活动，将桐庐的养生文化旅游推向高潮，活动定期每两年举办一期，打造"潇洒桐庐·养生福地"的旅游活动品牌。

2. 创新发展药祖品牌

桐庐县地属亚热带季风气候，十分适合中草药生长，因此其境内蕴藏种类多样的中药资源，具有十分悠久的药材生产历史。清康熙二十二年（1683 年），桐庐县志载有地方药材 50 个品种，光绪二年（1876 年）载有 67 个地产药材。民国十八年（1929 年）六月，杭州西湖博览会上，桐庐之茯苓、木瓜、五倍子、玉竹获中药材一等奖。2005 年 12 月 15 日，脉承于黄帝时期，创始于明洪武十七年（1384 年）的中药商行，由桐庐县医药药材有限公司更名为桐君堂药业有限公司，"桐君堂"正式成立。与此同时，桐君堂在开发与经营上形成了自己的模式：一是借助于当地丰富蕴藏的药材资源及在全国各地结合农户开展的道地药材基地种植，形成研发—种植—生产—销售一体化的产业链模式，从源头上保证药品的质量，并加大企业硬件设施投入，建立省内一流的中药饮片检测中心，严把质量关，全力打造安全、健康、天然的"药祖桐君"牌中药精品。桐君堂中药销售现已遍布省内各大医院、诊所及周边省市。二是秉承"传承创新"理念，增加企业科技含量，实现企业转型升级，积极吸纳科技型人才，引进拥有"制备水溶性红曲"发明专利的陈小林博士,生产的红曲一经面市,就备受广大消费者青睐和好评。2015年公司销售额6.25亿元,其中主打系列产品"药祖桐君"牌中药饮片销售5.40亿元,成为公司的支柱产业。

3. 着力打造中药场馆

桐君堂作为领头企业,在实现经济创收的同时重视企业文化发展,以桐庐县的"药祖桐君"文化作为基础,斥资近千万元倾力修建桐君中药文化墙长廊、桐君百草园和药祖广场,以及国内首家以桐君中医药文化为特色主题的中医药文化博物馆。该馆于2012年11月开馆,展馆面积千余平方米,分前厅和主馆区两大块。其中主馆区分为古药铺、古药街、桐君中药文化实物、古旧书籍、古炮制煎煮等用品用具和中药材标本及样品、红曲生产工艺的古貌复原场景等八大块内容。馆内共展出千余册古旧中医药书籍和千余个实物展品,是一个集中医药种植研发、生产销售、文化展示和养生体验于一体的文化养生主题博物馆,也是中国中医药界少有的一个文化场景,使药祖圣地悠悠千载的中医药文化历史沉淀得到集中展示,更是世人领略祖国中医药文化博大精深的文化园地。据悉,该馆的桐君中医药文化被列入浙江省第四批非物质文化遗产保护名录。其代表性非遗传承人申屠银洪说,桐君中医药文化非遗馆具有文化性、专业性、科普性、观赏性、趣味性五大特征,是集桐庐中医药文化历史收藏展示、中医药知识传授、怡情生活休闲养生体验于一体的特色中医药文化主题博物馆。桐君中医药文化非遗馆打开了向外界展示桐庐本土特色中医药文化的窗口,为传播健康养生知识提供了平台,同时还将其打造成桐庐休闲养生旅游的名片,让参观者穿越时空去感受传统文化的博大精深和药祖圣地的养生文化底蕴。2012年及2014年的两届"华夏中医药养生文化旅游节"、全国性的"桐君中药文化高峰论坛""桐君堂杯全国中药真伪鉴别大赛"等活动的举办,使桐君中药文化的内涵和厚重得以经久不息地传延、扩张和弘扬,更让"桐君堂"品牌走向全国。

4. 桐庐养生旅游发展前景

"药祖桐君"牌中药饮片系列产品在浙江省内获得较高的知名度和行业认可度。桐君堂将一如既往地打造精品、名品，并在未来几年里，建立起省内第一条全自动中药饮片生产线，提供更加稳定的标准化的中药饮片，同时建立实时查询、观摩的省内首家"阳光煎药房"，让顾客通过客户端可以查询相关的生产信息，提供透明、优质、安全的药品服务。对现有的"药祖桐君"百草园进行扩大改建，种植更多药材品种，为杭州市青少年科普教育基地的社会科普工作提供优良条件。今后，杭州桐君堂还将进一步挖掘中医药文化内涵，不断完善旅游设施，丰富养生旅游产品，突出养生旅游特色，充分发挥示范引领作用，为浙江省中医药文化养生旅游发展做出贡献。并进一步挖掘保护桐君中药文化，力争申报成功国家级非遗保护名录。

二、天台山宗教与养生旅游发展实践

（一）天台山宗教与养生旅游发展背景

1. 天台山宗教与养生旅游的旅游资源

天台山蕴藏着悠久且深厚的宗教文化，天台山国清寺（图7-2）是中国佛教天台宗的发源地，天台山以其"佛宗道源，山水神秀"而享誉中外。佛、道文化源远流长，西方宗教也驻足天台。尤其是佛教、道教，在历史上有着重要的地位和影响。佛教的"天台宗"和道教的"南宗"都创于天台山。天台山的国清寺至今已有 1 400 多年的历史，占地 7 万多平方米，始建于隋开皇十八年，寺庙是隋炀帝杨广根据当时著名的智者大师描绘的一张草图修建而成。寺庙依山傍水，四周五峰环抱，左右双涧萦流，极其清幽。国清寺在宗教上的地位是远远高于灵隐寺的。东晋文学家孙绰在《游天台山赋序》中描写道："天台山者,盖山岳之神秀者也……夫其峻极之状,嘉祥之美,穷山海之瑰富,尽人神之壮丽矣。"明代大旅行家徐霞客足迹遍天下,三上天台山,写下两篇游记,并将《游天台山日记》赫然标于《徐霞客游记》篇首。天台山的自然景观也是得天独厚,由于天台处于相对内陆地区,生态环境保存较好,自然风光绮丽秀美。天台山是天然的植物园和动物园,奇草异木、珍禽异兽极多。有隋梅、唐樟、宋柏、宋藤,有被称为"长生不老药"的乌药和"救命仙草"的铁皮石斛,养生环境国内独一无二。

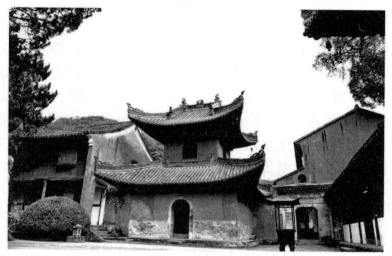

图 7-2　天台山国清寺

2. 天台山宗教与养生的发展现状

天台山是享誉国内外的宗教旅游胜地,到天台山游玩的旅游者中很大一部分为中老年人,这个群体普遍信奉佛教,推崇佛教教义,因此,每年前往国清寺的游客络绎不绝,有祈求风调雨顺者,也有祈求平安幸福者,游客日人流量曾达到 3 万人次。可以说,天台山宗教旅游发展是很客观的,也是十分成熟的。在养生旅游方面,也可以说开发得较为完善。一是天台县有着绝佳的养生环境,由于天台多山地,生态环境保存完好,为养生旅游开发提供了良好的条件;二是天台县有着极为丰富的养生文化积淀,以养生文化为主要内涵的天台山佛道文化,在东亚国家乃至世界影响深远。天台山养生也名家辈出,道家养生功源远流长。宋代天台人张伯端写成道家养生宝典《悟真篇》,开创道教南宗,为道家内丹术养生理论发展做出重要贡献。而且,据不完全统计,历史上天台南朝有据可查的百岁以上寿星达80多位。由此可见,天台山的宗教与养生旅游的发展进入成熟稳定期。所以在发展天台山旅游新模式中,设计天台山新型的旅游产品,必须运用好这些旅游资源。

3.天台山宗教与养生旅游的发展优势

（1）天台山环境优美,宗教资源丰富

天台山是有名的宗教旅游胜地,早在570年南朝梁佛教高僧智头在此建寺,创立天台宗。605年,隋炀帝敕建国清寺,清雍正年间重修,是中国保存完好的著名寺院之一;同时,天台山也是名僧济公的故乡,佛教天台宗的发祥地。可以说,天台山是浙江极具代表性的宗教文化旅游资源。天台山自然环境优越,为养生旅游提供了很好的前提条件。古有司马承祯、张伯端等著名的养生学者在天台研究学术,提倡养生,开创养生文化的先河,为现代养生发展提供了丰富的文化资源,从中可以得到很多借鉴。发展天台山宗教与养生旅游的旅游产品,天台山的宗教历史和养生文化已经是一份得天独厚的资源,在此基础上加以结合,发展其文化优势和宗教优势,必定会加快天台山旅游发展的前进脚步。

（2）天台山宗教养生旅游市场需求量大

随着市场经济发展,人们在快节奏的生活和工作中感到疲惫,形成了巨大的精神压力。特别是告别这种紧张的生活模式之后,越来越多的人群要求寻找思想放松、休养生息的理想之地,开始寻找能够得到身体上的放松和康复、精神上慰藉的地方。而天台山则符合这一要求,可以满足旅游者这方面的需要。

4. 天台山宗教与养生旅游的开发原理

（1）坚持以市场需求为导向

天台山作为旅游胜地，有着广阔的市场，应对市场进行细分，根据游客的不同需求和偏好，将两种旅游相结合进行开发。如针对中老年人，开发延年益寿的旅游产品，提供中药食疗、瑜伽、斋诵等。

（2）坚持以丰富资源为前提

天台山宗教与养生文化旅游资源点多面广，将宗教与养生相结合，融观光、餐饮、住宿于一体。在度假区开发中，提供斋菜、中药食疗等饮食，将诵经、太极等宗教养生活动加以结合吸引游客。

（二）天台山宗教与养生旅游产品设计

天台山宗教养生旅游度假区位于国清寺景区附近，与一般的旅游度假区相比，天台山的宗教养生旅游度假区更注重的是身体上的一种放松，身心上的一种升华。度假区在环境上围绕宗教养生这个主题进行装饰，利用天台山优越的自然环境、清新的空气、完整的植被，配以具有宗教养生特色的饮食，让游客体验一种不一样的文化氛围。

1. 旅游度假区内外设计

（1）旅游度假区内部设计

内部设计是旅游度假区设计的重点内容。在氛围设计方面，宗教养生旅游的目的是为了放松，所以度假区内的氛围设计可从色彩、音乐这两方面着手。度假区内的色彩必定要突出绿色这一色系。养生文化，推崇接近自然、体验自然，与自然融为一体，而绿色则最为突出。绿色的树、绿色的草、绿色的景观，都会让人心旷神怡。所以，度假区内，要着重突出绿色，浅绿色的植被，以墨绿色为主题的画卷，深绿的古朴家具，与其他浅色系的色彩相结合，不至于太过单调。在音乐方面，可以设置以琵琶、古筝为主的音乐背景，在度假区的草丛、庭院中放置仿真石头，在石头内安装播放器,让整个度假区内产生一种安逸的气氛,这样的设计,不至于让精神情感过于单调,同时也可以用音乐调节气氛。

在功能分区方面,宗教养生度假区可分为住宿、饮食、斋诵、游览娱乐四个分区。其中住宿为度假区的主体部分。针对不同的人群,我们提供不同的住宿环境。在古朴的建筑外形下,我们分别设计现代住宅卧室、古代住宅卧室两种类型。饮食区可为游客提供美味斋菜,还提供具有特色的药膳食疗。斋诵区和游览娱乐区则是游客的自由活动场所。

（2）旅游度假区外部设计

天台山宗教养生度假区位于国清寺附近,位于森林景区的度假区被植被环绕,所以其外部造型定要体现出一种古朴、自然的特征。可效仿古人住宅建筑,如古代的园林,以绿色为主要格调,以木为建筑的主要材质,用钢筋水泥进行内部加固。

2. 度假区菜谱设计

（1）斋菜

对于以宗教文化为卖点的天台山宗教养生旅游度假区而言,斋菜是必不可少的。斋菜不会使用动物性原料,就连某些植物性原料,如大蒜、坡芹、咸菜等也在禁用之列。近年来,由于素菜具有的养生功效和独特口味,进入饮食市场,大受游客欢迎。我们可以借鉴各地区斋菜的发展模式,提供仿真斋菜,就是外形、口味都像荤菜,但是实际原料是由各种植物提供。这样,既可以让游客品尝佳肴,又可以达到养生效果。

（2）药膳

天台山旅游景区除了宗教文化外,还有一个卖点为养生,因此度假区聘请了国内著名的中医学者,针对游客的身体状态,设计对游客身体有益的药膳食疗。曾有学者指出,在保健旅游过程中,专家可根据旅游者的身体状况,开出营养处方,为旅游者提供药膳,以使其健身效果更佳。

3. 旅游度假区活动设计

（1）讲经活动设计

上面已经提到,天台山的很大一部分旅游者为精神压力较大的中老年人。中国的佛教十分盛行,在这类游客群中,必定大部分有精神信仰。度假区位于天台山这样一个佛教圣地,即拥有浓郁的宗教文化氛围。邀请国清寺的和尚为游客讲经,也是吸引游客的一个方面。

（2）运动、娱乐活动设计

为了满足中老年旅游者的运动需求,度假区内为中老年人提供太极拳学习、锻炼等活动;为了满足年轻旅游者的运动需求,度假区设置了健身房,提供锻炼场所。安排导游,组织游客游览度假区内外的自然名胜古迹,如华顶、琼台、赤城山等名山;仙人洞、吊船岩等怪岩;石梁飞瀑、水珠帘等瀑布。

4. 旅游度假区营销设计

（1）4P 销售理论

4P 是指产品(product)、价格(price)、渠道(place)、推广(promotion)。天台山宗教养生旅游度假区综合了天台山的宗教旅游资源与养生旅游资源,以此为基础开发旅游产品。游客在充分认识宗教文化的同时,还能体验大自然的美,达到养生的目的,其本身十分具有吸引力。价格定位,主要取决于需求、竞争、成本,浙江作为一个旅游大省,具有很大的需求力,况且,在浙江境内,与天台山宗教旅游资源匹敌的只有灵隐景区,但是灵隐景区并没有推出相应的旅游项目,以宗教养生旅游为主题的度假区,开发相对较少,所以,这个产品的竞争力还是相对较弱的,而且度假区建造成本高,可通过电视广告、海报、路边广告牌以及宣传单的派发等促销渠道提高度假区的知名度,从而提高度假区的经济效益。

（2）绿色营销模式

天台山宗教养生旅游度假区应该打造绿色品牌概念,并且将这一理念贯穿于度假区的开发、发展过程中，也就是说，从度假区建造材料的选材、垃圾处理等各个方面体现这一理念。力求在环保的同时，实现度假区宣传目标。

三、宜兴养生旅游发展实践

（一）宜兴养生旅游发展背景

1. 宜兴的紫砂壶产业和茶文化

宜兴从宋朝开始就生产紫砂壶的主要地区。宜兴在宋朝时已用龙窑烧制紫砂茶壶；元代时紫砂制品大多为士人墨客、达官显贵烹茶赏玩；明末清初之际已畅销海外；清宣统年间建有阳羡紫砂壶业公司，紫砂壶产业就此慢慢形成……直至现在，宜兴紫砂壶生产行业形式共分三种：企业、工作室、家庭作坊，从业人员上万人，产业规模非常大。

除了紫砂壶产业外，茶文化也是宜兴的一个重要旅游资源。中国人爱好喝茶，"茶"为我国国饮，茶文化带动了宜兴紫砂壶产业的发展。宜兴的紫砂矿气孔率高，气孔连片形成气孔网络，使得紫砂壶具有良好透气性，而这一特性能够让紫砂壶在泡茶后留香不散。所以，宜兴紫砂壶既是实用品又是艺术品，加上其特有的优异性能，决定了宜兴紫砂壶成为"世间茶具之首"。使用紫砂壶饮茶对健康有益，与我国人民的生活习惯很贴近，因此紫砂市场潜力巨大。立足紫砂壶产业的繁荣趋势，开发其养生旅游产品，可促进该产业发展。

2. 宜兴紫砂壶产业与养生旅游融合发展情况

就当前宜兴旅游业的发展而言，紫砂壶产业与养生旅游之间还没有形成十分密切的联系，整体上还是呈现出独立"经营"的模式，产业是产业，旅游是旅游。宜兴的紫砂壶自宋代发展以来，其产业规模大，产业生产形式独特，产销量大；而宜兴的旅游产业却处于观光旅游的初级形式。若将两者有机结合,可在促成宜兴旅游产业结构转型的同时推动宜兴紫砂壶产业新的发展。

（二）宜兴紫砂壶产业养生旅游产品设计

1.结合陶文化发展多样化的紫砂壶养生产业链

最初宜兴紫砂壶产业是以独资经营形式存在的,后来发展为公会组建模式,现在则形成了"企业、工作室、家庭作坊"形式并存的生产格局。可以看出,在形成悠久的陶土文化的同时,也与其他多种文化结合共生。紫砂文化可以在不同的文化中显现出来,借多元性促成多样性的紫砂壶养生产业链,发展产业旅游、生态养生旅游。

（1）加强茶文化与紫砂壶产业的融合发展

茶与壶实际上可以看作一个整体,研究和发展茶文化自然避免不了研究和发展茶壶文化。紫砂壶与茶文化相映生辉,相辅相成,共同推进。紫砂壶发展了茶文化之美,茶文化又促进紫砂壶事业发展精益求精。宜兴紫砂壶如图 7-3 所示。

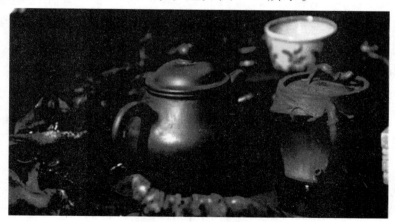

图 7-3　宜兴紫砂壶

地理优势为宜兴带来了丰富的紫砂土资源和茶文化资源。丁蜀镇周围山区"暗藏"富贵,镇上道路两旁随处可见紫砂作坊、紫砂壶形象。宜兴南区阳羡茶场,还享有"茶的绿洲"之美誉,茶场内可以观看和体验茶道，享受采摘乐趣的同时观摩茶叶的生产过程。场内建有中国茶文化博览馆，展示古今茶叶历史文化。结合茶文化与紫砂壶，实现饮茶思源。在茶场内设茶室雅座，宾客可直接品茗阳羡新茶。

（2）加强竹文化与紫砂壶产业的融合发展

"竹"在华夏文化中具有特殊意义，其在历史进程中被"人化"和"文化化"，并且随着时代发展其文化内涵得到了不断的拓展与加深，由文化的显层面逐渐深入到文化的隐层面，满足着人们生理（生存）、安全、社交、尊重、求知、审美、自我实现等不同层次的需要。竹的效用不仅体现在观赏，更是突出于衣、食、住、行、用各方面，例如竹制成的茶具为品茗增添了一份情趣。旅游中休憩时，可在竹海深处手持紫砂壶，摆弄竹制茶具：竹制茶针，疏通紫砂壶壶嘴；竹制茶勺，用来装茶叶；竹制茶夹，用来夹住茶杯，进行洗茶杯等工作，体验一次茶道，同时赏玩紫砂壶和竹制茶具。

我国自古善于以竹制物，在历史发展过程中出现了很多竹制品。苏东坡就曾说过："食者竹笋，居者竹瓦，载者竹筏，炊者竹薪，衣者竹皮，书者竹纸，履者竹鞋，真可谓不可一日无此君也。"竹也正如紫砂壶般，以其高风亮节的观赏性和实用性，形成了一系列的竹产业。

（3）加强书画篆刻与紫砂壶产业的融合发展

宜兴紫砂茶具之美，集工艺造型、金石书画、文学、雕塑于一体。"壶随字贵，字随壶传"，使紫砂壶成为精美的艺术欣赏品，书画篆刻的运用可谓是锦上添花。

书、画、篆刻是中国传统文化，也属于文化养生旅游资源。这些资源的旅游价值和意义，在于通过对传统文化的了理解和欣赏，不仅欣赏书、画、篆刻本身所带来的美感和愉悦，而且还对这些文化事物所隐含的文化精神、品位追求和思想意识展开思考，获得感悟，从而深化旅游体验。

宜兴紫砂壶工作室可以与杭州西子湖畔的西泠印社联合出展，交流并进，既传承了中国传统文化，也发展了养生文化旅游。

（4）加强溶洞景观与紫砂壶产业的融合发展

独特的地质结构使宜兴形成了大量溶洞，现已探明的石灰岩溶洞就超过了80个，因此此地素有"洞的世界"的美称，正所谓"荆溪步步皆胜地，阳羡处处有洞天"。在观赏游览溶洞时可感受到内部冬暖夏凉、垂石跌岩的天成景观气象，也可联想到紫砂壶拥有的独特的双重气孔结构。溶洞属于生态养生资源，结合周边自然养生资源，如竹林、山泉、山岳等，可适宜开发穴居辟谷、慢生活生态养生旅游产品。

2. 发展宜兴养生旅游，推动宜兴旅游区域整合

（1）利用南京、上海、杭州城市三角中心位置，推动养生旅游发展

宜兴地处太湖边缘，位于南京、上海、杭州的城市三角区中心。上海是国际大都市，是国家中心城市；南京为华东第二大城市，是中国四大古都之一，是国家区域城市中心；杭州为浙江省省会，是浙江省政治、经济中心。这三大城市，集政治、经济于一体，汇集了大量商务洽谈和政治会务的潜在旅游消费者。宜兴作为城市三角形的中心区位，应利用好这一关键要素，加强区域间的旅游合作，进行"古都南京—养生胜地宜兴""国际都会上海—养生胜地宜兴""'天堂'杭州—养生胜地宜兴"三个区域整合，以及"古都南京—国际都会上海—'天堂'杭州—养生胜地宜兴"长江三角地域综合旅游整合。形成"商谈累了，养生度假到宜兴"之势。

（2）打造沿太湖旅游圈

太湖区域富含历史人文资源和自然资源，这些资源具有自身特色，发展旅游业需要将这些资源相互组合，形成丰富的旅游形式。可将不同类型的旅游产品加以串联，打造综合的旅游产品，实现从点到线、从线到面的产业链效应。

（3）凸显"中国陶都"城市魅力

宜兴是著名的"中国陶都"，因出产紫砂陶而得此名。从明末

开始紫砂壶就畅销海外，其中有亚太地区的日本、印度尼西亚、马来西亚、菲律宾、新加坡等，还有欧美地区的英国、法国、秘鲁、智利、意大利、墨西哥等，被称为"红色瓷器"和"朱泥器"。制壶工人可根据各国人士不同的生活情趣和爱好，采用纹饰、镂空或开光、浮雕等手法美化壶体。强化中国陶都对世界的辐射力度，应凭借"中国陶都"这一品牌吸引更多国际游客。

3. 打造宜兴紫砂壶产业养生旅游黄金路线

（1）打造宜兴阴阳五行文化养生旅游线

金，无锡琉璃工坊，观看素有"西施泪"之誉的琉璃制作过程；木，宜兴竹海品尝宜兴阳羡茶；水，无锡寄畅园，惠山天下第二泉；火，太湖饭店，品尝太湖三白（白鱼、白虾、银鱼）；土，中国宜兴陶瓷博物馆，走进制壶大师的工作室，亲身感受紫砂壶的艺术制作过程并体验制壶。

（2）打造宜兴休闲农业体验养生旅游线

无锡郊区阳山、大浮山，体验休闲农业采摘（水蜜桃、葡萄）的乐趣；宜兴茶区大绿洲，观看制茶（宜兴阳羡茶）过程；宜兴陶艺馆；观看紫砂壶制作过程并体验制作，漫游竹海，观看茶艺表演，品茶赏景。

（3）打造宜兴佛教论坛文化养生旅游线

禅游无锡灵山大佛：九龙灌浴—灵山梵宫—天下第一掌—灵山照壁—灵山佛教文化博览馆—平安抱佛脚—百子戏弥勒—入住灵山精舍，朝山、过堂、抄经、参禅，静心感悟人生。

（4）打造宜兴生态休闲运动养生旅游线

游览自然风景名胜鼋头渚—经水上快艇前往三国城中央影视城，进行影视特技探索—自行车健康行经十八湾沿太湖风景带到高尔夫假日俱乐部享受激情挥杆—入住无锡太湖国家度假村。

（5）打造宜兴锡宜名人文化养生旅游线

宜兴这方水土孕育了很多历史文化名人。例如，始做陶者——龚春；千古奇人、游者——徐霞客；近代散文家、外交家，洋务运动的主要领导者之一,资本主义工商业的发起者——薛福成;著名慈善家、民族实业家,中国最大的民族资本家之一,民族工业世擘——荣氏兄弟;民间音乐家——阿炳;中国现代著名作家、文学研究家——钱钟书。宜兴应该围绕这些人文资源打造带有自身特色的锡宜名人文化养生旅游线,促进本地旅游业发展。

参考文献

[1] 武留信.中国健康管理与健康产业发展报告：新学科 新业态 No.1（2018）[M].北京：社会科学文献出版社,2018.

[2] 郭清.中国健康服务业发展报告 2017[M].北京：人民卫生出版社,2018.

[3] 国家卫生健康委员会.2018 中国卫生健康统计提要 [M].北京：中国协和医科大学出版社,2018.

[4] 李林.大健康产业发展趋势及战略路径研究 [M].成都：西南交通大学出版社,2018.

[5] 中国保健协会,国家卫生计生委卫生发展研究中心.健康管理与促进理论及实践 [M].北京：人民卫生出版社,2017.

[6] 国家卫生和计划生育委员会.《"健康中国 2030"规划纲要》辅导读本 [M].北京：人民卫生出版社,2017.

[7] 杜玉开,徐勇.《"健康中国 2030"规划纲要》指标解析 [M].北京：人民卫生出版社,2017.

[8] 丽睿客.移动互联网时代的健康医疗模式转型与创新：掘金千亿医疗产业链 [M].北京：人民邮电出版社,2017.

[9] 吴兴海等.互联网 + 大健康：重构医疗健康全产业链 [M].北京：人民邮电出版社,2017.

[10] 何莽.中国康养产业发展报告（2017）[M].北京：社会科学文献出版社,2017.

[11] 康承业,李惠莹.中国中冶康养产业技术发展报告 [M].南京：南京大学出版社,2017.

[12] 史连峰,吴立娟.休闲体育与全民健身 [M].长春：吉林

文史出版社,2017.

[13] 李相如.中国休闲体育理论探索 [M].北京:北京体育大学出版社,2017.

[14] 薛雨平.休闲体育的多维度研究 [M].北京:九州出版社,2017.

[15] 郑文韬.迈向健康中国——卫生改革路线图构想 [M].上海:同济大学出版社,2017.

[16] 袁建伟.中国大健康产业发展模式研究 [M].杭州:浙江工商大学出版社,2017.

[17] 黄开斌.健康中国:国民健康研究 [M].北京:红旗出版社,2016.

[18] 谭晓东,黄希宝.健康管理的实践与创新 [M].武汉:华中科技大学出版社,2016.

[19] 林辉."互联网+医疗健康"时代医院管理创新与发展 [M].北京:清华大学出版社,2016.

[20] 李未柠,王晶.互联网+医疗:重构医疗生态 [M].北京:中信出版社,2016.

[21] 许利群.移动健康和智慧医疗:互联网+下的健康医疗产业革命 [M].北京:人民邮电出版社,2016.

[22] 浙江省旅游局.浙江省养生旅游范例 [M].北京:旅游教育出版社,2016.

[23] 张跃西.养生旅游产品设计 [M].北京:中国环境出版社,2015.

[24] 陈根.互联网+医疗融合 [M].北京:机械工业出版社,2015.

[25] 武俊青,张世琨.中国流动人口性与生殖健康管理和服务 [M].上海:上海科学技术出版社,2015.

[26] 李后强.生态康养论 [M].成都:四川人民出版社,2015.

[27] 上海市疾病预防控制中心.全球老龄化与成人健康中国研究报告 第一轮 [M].上海:上海科学技术出版社,2014.

[28] 高解春,何萍,于广军.健康医疗云 [M].北京:化学工业出版社,2014.

[29] 王五一.中国区域环境健康与发展综合分析 [M].北京:中国环境出版社,2014.

[30] 印建平.大健康时代 构建大健康产业体系 [M].北京:中国城市出版社,2014.

[31] 闫希军.大健康产业导论 [M].北京:中国医药科技出版社,2014.

[32] 张开金,夏俊杰.健康管理理论与实践(第 2 版)[M].南京:东南大学出版社,2013.

[33] 王东良.休闲体育 [M].兰州:甘肃人民出版社,2012.

[34] 宋涛,严红玲,吴正林.休闲体育 [M].南昌:江西高校出版社,2010.

[35] 龚煦林.休闲体育 [M].长沙:湖南师范大学出版社,2007.

[36] 梁君林.人口健康与中国健康保障制度研究 [M].北京:群言出版社,2006.

[37] 刘低炉.全域旅游视野下的健康养生旅游产业发展策略 [J].旅游纵览(下半月),2019(02):36-37.

[38] 汪淑敏.全养生视阈下中医药健康旅游发展路径研究 [J].四川旅游学院学报,2018(06):47-50.

[39] 胡应芬.特色农业休闲养生旅游综合体设计研究 [J].江西农业,2018(24):77.

[40] 喻坚.新常态下中国休闲体育产业发展对策研究 [J].山东体育学院学报,2016,32(05):31-38.

[41] 王先亮,杨磊,任海涛.我国休闲体育产业的特征及布局 [J].体育学刊,2015,22(02):42-46.

[42] 郭洁.基于自贸区建设的闽台休闲体育产业构思 [J].海峡科学,2015(08):37-39.

[43] 蔡宝家.我国区域休闲体育产业基本结构形态探究 [J].

体育科学研究,2013,17（05）:28-34.

[44]于挺.解决健康需求矛盾也要尊重供方诉求[N].健康报,2018-04-09（005）.